儿童经络反射区按摩图典

ertongjingluofanshequanmotudian

周立群 编著

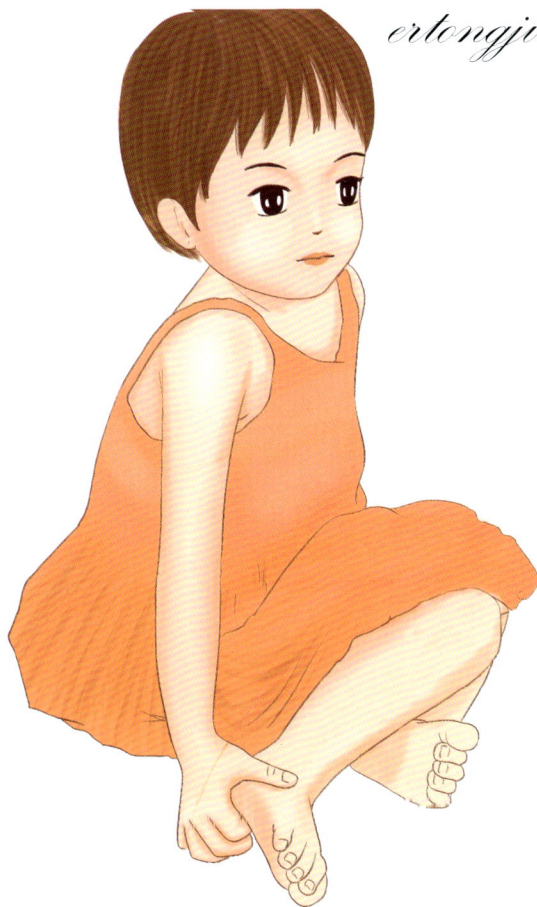

中国中医药出版社

· 北京 ·

图书在版编目（CIP）数据

儿童经络反射区按摩图典/周立群编著．—2 版．—北京：中国中医药出版社，2017.5

ISBN 978 – 7 – 5132 – 4086 – 4

Ⅰ．①儿…　Ⅱ．①周…　Ⅲ．①儿童 - 经络 - 按摩疗法（中医）- 图解　Ⅳ．①R244.15 – 64

中国版本图书馆 CIP 数据核字（2017）第 057774 号

中国中医药出版社出版

北京市朝阳区北三环东路 28 号易亨大厦 16 层

邮政编码　100013

传真　010 64405750

廊坊市三友印务装订有限公司印刷

各地新华书店经销

开本 880×1230　1/24　印张 8　字数 144 千字

2017 年 5 月第 2 版　2017 年 5 月第 1 次印刷

书号　ISBN 978 – 7 – 5132 – 4086 – 4

定价　39.80 元

网址　www. cptcm. com

如有印装质量问题请与本社出版部调换

社长热线　010 64405720

购书热线　010 64065415　010 64065413

微信服务号　zgzyycbs

书店网址　**csln. net/qksd/**

官方微博　**http：//e. weibo. com/cptcm**

淘宝天猫网址　**http://zgzyycbs. tmall. com**

内容简介

您是如何保护孩子的健康的？是不是一生病就打针吃药看医生？是不是动不动就买很多营养品？

这些做法其实并不完全正确，在孩子的体内有一套自愈系统，只要掌握正确的开启方法，定时输送"养料"，可以发挥意想不到的作用。经络反射区按摩就是推动自愈系统运行的钥匙，它能激发孩子自身的抗病能力，是增强孩子的体质和智力的最好方法！

怎样才能让按摩过程更加简单？怎样才能让自己成为其他家长眼中的穴位、反射区达人？这些问题全部由《儿童经络反射区按摩图典》帮你解决。

◎本书以国家标准为依据，采用精准的彩图和简洁的文字来标定穴位、反射区位置。

◎本书精选了 N 多个儿童常用经穴，以及 N 多个常用反射区，配有 N 余幅彩图。

◎本书针对多种儿童常见疾病，介绍了相应的经典按摩手法。即使是没有中医基础的父母，通过对书中百余幅穴位示意图和按摩手法图的学习，也能够轻松掌握。

这是一本让孩子健康长久受益的按摩书。每次只需短短的几分钟，一切尽在你的掌握中！

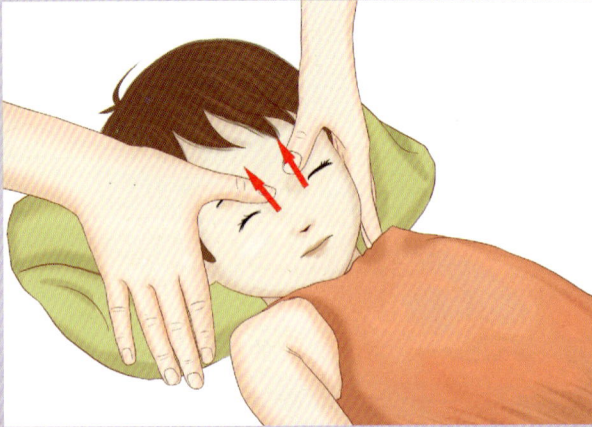

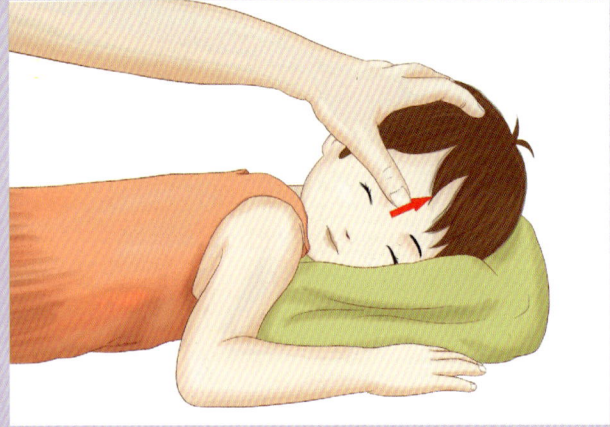

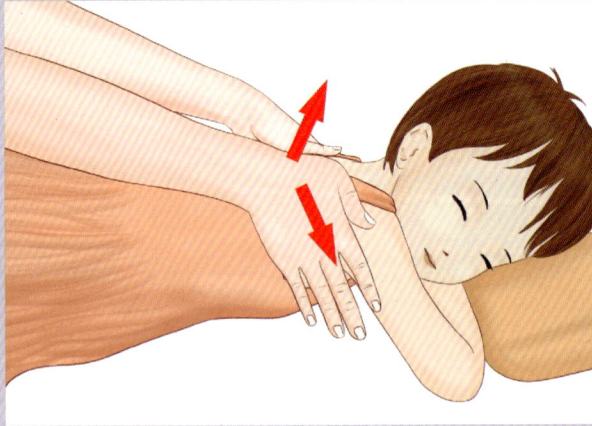

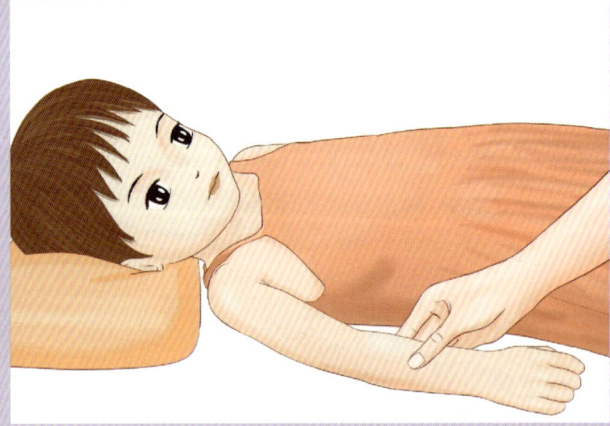

前言

按摩，是中国最古老的医疗方法之一。按摩，也叫做推拿，是我国劳动人民在与疾病的长期斗争中总结和发展起来的"自然疗法"。大多数家长都认为，按摩是专属于成人的养生治病方法，经络和反射区更是离儿童非常遥远，其实这种观点是错误的。家长们有所不知，经络反射区按摩对儿童健康成长的作用是不可小觑的。

曾有医学专家做过严格的调查，最后得出结论：经常接受经络反射区按摩的儿童在成长过程中，身体、心理、智力发育均优于其他同龄孩子，例如肌肉功能、神经功能、心肺功能、消化功能等都能得到非常好的锻炼。另外，经络和反射区按摩还能显著地提高儿童免疫力，对一些儿童生长过程中的常见问题及常见疾病也能起到防治的作用。

也许家长们在问，按摩真的会有如此重大的意义吗？答案是肯定的。这是因为，人体中存在着多条经络，其中包含着数百个穴位、反射区，就像是连接着整个信息通道的网络，每个穴位和反射区就是一个信息中转站，它们相互连接，组成人体这个庞大的信息网。当儿童感到身体某个局部出现异常的时候，就会通过某个信息点反映出来，此时只要对信息中转站——穴位、反射区进行科学按摩，就能很快使机体功能恢复正常。同理，在儿童生长发育期，经常对经络和反射区进行按摩，可以起到益智健脑、增强休质、强健骨骼、促进长高的效果。

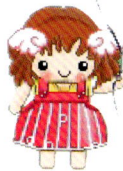

为了能够使经络反射区按摩帮助更多的家长和儿童，为了让这项古老且疗效显著的疗法更加广泛地被人们所熟识和掌握，编者咨询了专业的中医专家，并查阅了相关资料，将学到以及收集到的按摩方法详细归纳整理，编成了本书。

本书共分七章。第一章告诉家长经络反射区按摩与儿童健康及生长有什么必然联系；第二章教给家长如何通过儿童的外在表现检查他们的健康情况，并详细地介绍了儿童的生长发育特点和按摩的手法要领、按摩前后的准备工作、按摩时的注意事项、按摩后的调养护理；第三章主要介绍本书中所涉及到的反射区及穴位的位置，并告诉家长如何准确快速地找到它们；第四、五章为家长提供了让儿童茁壮成长、健康发育的具体而实用的按摩方法，使他们身体各部分发育都能够达到最好的状态；第六、七章针对儿童常见疾病，教给家长最简便易行且疗效良好的按摩方法。家长按照本书认真实施，能够有效地改善、缓解甚至治疗儿童的不适症状。可以说，本书是儿童生长发育过程中不可或缺的"家庭医生"！

需要提醒家长的是，"按摩"是一个非常专业的中医概念。家长在为儿童实施按摩之前，应先咨询专业的中医师及按摩专家，再根据中医师及按摩专家的指点决定是否用按摩来为儿童增强体质、祛病止痛。在按摩过程中，也一定要严密观察儿童的反应，如有任何不妥，应立即就医，以免耽误治疗，适得其反。

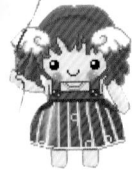

编者

2012 年 8 月

目录

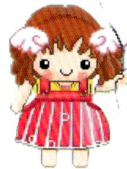

1

第三章　儿童按摩常用穴位和反射区

第四章　孩子少生病,增强体质是关键

2

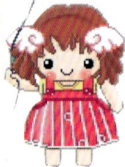

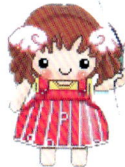

第七章 | 孩子常见病，按摩巧对应

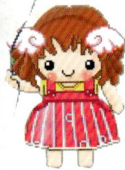

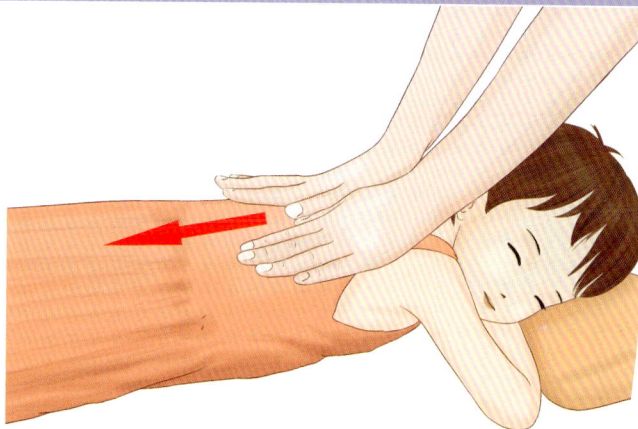

Part 1

第一章

儿童保健、防病，读懂按摩中
的智慧

💜 说说按摩的成长历程 💜

经络及反射区按摩的起源可以追溯到远古时期,经过医学专家们长期的实践操作,按摩由治疗成人疾病逐渐发展到可以有效地治疗儿童疾病。

隋唐时,《千金方》中有"治少小新生肌肤幼弱,喜为风邪所中,身体壮热,或中大风,手足惊掣。五物甘草生摩膏方……小儿虽无病,早起常以膏摩囟上及手足心,甚辟寒风"的记载。

民国时期,中医受到歧视,中医事业一度陷入困窘的境地,儿童按摩更是备受冷落。这一时期是小儿推拿发展史上的低谷。但由于中医和儿童按摩扎根于人民群众之中,是直接为民众解除痛苦的医疗手段,它仍然顽强地向前发展,出版了不少儿童按摩著作,如《推拿易知》、《推拿抉微》、《推拿捷径》、《小儿推拿补正》等。

新中国成立之后,儿童按摩得到了前所未有的新生。很多儿童按摩著作也重印再版。随着社会和科学的不断进步,儿童按摩也必将日臻完善,并为人类医疗保健事业做出更大的贡献。

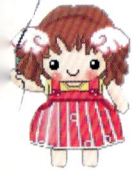

用按摩来激发孩子体内的自愈能力

按摩能够对儿童机体起到一种良性、有序、具有双向调节作用的物理性刺激，这种刺激非常容易被儿童的内脏、形体所感知并接受，从而对身体进行有效的保护。通常情况下，儿童按摩是作用于体表某一局部，然后通过气血这一"途径"的循环与流通，对全身起到极大的影响。可以说，儿童经络反射区按摩具有全面调整阴阳、扶正祛邪的功效。

经现代医学研究证实，儿童经络反射区按摩能够通过"力"、"能"、"信息"的转化和传递，促使机体向健康的方向转化。

1.加强皮脂腺和汗腺分泌

皮肤是儿童直接接受按摩的人体组织。它具有调节机体温度、保护皮下组织不受损伤的作用。儿童按摩能够加强皮脂腺和汗腺的分泌，改善皮肤新陈代谢，软化瘢痕，增强儿童体表防御能力。同时，按摩还能增强儿童皮肤的光泽和弹性。

2.保护稚嫩肌肉

儿童大多爱玩好动、敢于冒险，肌肉会经常处于大强度做功状态，使得代谢的中间产物乳酸大量产生，并且会沉积在儿童稚嫩的肌肉组织中，极容易造成肌肉痉挛疼痛或者疲劳等不适，并会直接影响儿童的健康。儿童按摩能够促进乳酸的分解和排出，使痉挛消失，疼痛缓解，疲劳不

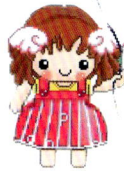

再。不仅如此，儿童按摩还能增强肌肉的张力和弹性。

3.降低血液流动的摩擦力

医学实验证明，儿童按摩能够增加毛细血管的数量，扩张管径，大大改善儿童血液循环能力。同时，按摩还能够促进儿童发生病变的机体组织血管网得到重建，恢复血管壁的弹性，改善管道的通畅性，降低血液流动的摩擦力。

4.调节消化系统兴奋和抑制过程

通过对消化系统投影于体表的局部反射区以及对与脾胃相关的穴位进行按摩，能够增强儿童胃肠的蠕动，调节消化系统兴奋和抑制过程。经试验证明，对脾俞穴、胃俞穴、足三里穴、脾经、胃经等进行按摩，能够降低胃泌素的分泌，增强小肠的吸收功能，对消化系统起到保护的作用。

当然，对儿童常见消化系统疾病也有很好的疗效。

5.调节情绪

对儿童进行按摩的手法都比较轻柔，能够使他们情绪放松、稳定，可以有效减轻或消除儿童情绪上的起伏。由此可见，儿童按摩不仅对器质性疾病是一种非常有效的治疗方法，对心理治疗也是非常适用的。

6.调节内分泌

内分泌失调的多发人群不仅只有女性，身体功能尚未完全成熟的儿童也容易出现失调症状。对其进行穴位按压能够起到调和气血、疏通经络的作用，使失调的内分泌得到有效调节，使孩子不仅在生理上可以茁壮成长，心理上也能健康快乐。

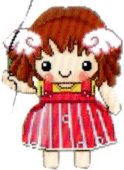

儿童按摩与成人按摩的区别

对于家长来说，想让孩子健康的成长，就应该树立"提前预防"的意识，切记不要等到孩子生病后才手忙脚乱地打针吃药，另外，药物的毒副作用对成人的伤害很大，对儿童的伤害就更不用提了。所以，想要孩子不成为"药罐子"，就一定要做好各种保健。

经络和反射区的按摩就是儿童成长过程中不可缺少的保健方法之一，它能够对疾病起到预防和辅助治疗的作用。但是，值得注意的是，与成人按摩相比，儿童按摩具有自己的特点。

1.儿童按摩的取穴具有特定性和专有性

人体的穴位有数百乃至上千种，成人常用穴位在 365 个左右，但儿童按摩时的常用穴位却没有那么多，这是由他们的生理和病理特点所决定的。一般来说，除了十四条经络上的某些穴位外，儿童按摩还有很多特定的穴位，这些穴位大多分布在上肢、胸部、腹部等部位，不仅包含点状穴道，还有线状穴道、面状穴道，当这些穴位与其他穴位配合使用，就能起到不同的作用。不仅如此，这些特定的穴位按摩的方向不同，所起的作用也各不相同。例如，儿童按摩时最常用的"推小肠"，从小指的指端向指根推为"补"，从指根向指端推为"泻"，"补"与"泻"所产生的效果是完全不一样的。

除了这些特定的穴位外，还有一些部位对儿童作用较大，但成人按摩的效果就不明显。例如，

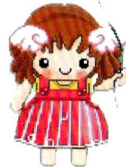

5

老人常说，经常按摩前胸部位可以防止感冒，这个部位就是胸腺的位置。胸腺具有提高免疫力的作用，不过根据专家介绍，最适合按摩胸腺的人群其实是儿童。因为，人体在成长过程中胸腺会逐渐萎缩，成年以后就会变成脂肪组织，根本起不到原有的作用。所以不管是按摩胸腺还是其他穴位，都应当"因人而异"。

2.儿童按摩的手法轻快柔和，具有多样性

成人按摩手法虽然不要求力量越大越好，但是还是要有一定的力度，且在按摩某些穴位的时候，力量一定要透过皮肤，直达肌肉和骨骼，才能起到相应的作用。不过对于儿童来说，"深入骨髓"的力量非但不能带来保健的效果，反而会带来不良的反应。所以，无论按摩哪个穴位，为儿童进行按摩的手法都应当轻快柔和，避免伤害娇嫩的肌肤、血管以及淋巴管。

在操作过程中，按摩手法除了轻快柔和之外，还具有多样性。例如，按、揉、推单式之外，还有不同按摩流派创造的"打马过天河"、"黄蜂入洞"、"二龙戏珠"、"擦脐及龟尾并擦七节骨"等复式手法，可谓百家争鸣。其中，北京冯氏流派的"捏脊八法"利用补泻原理，将单一的捏脊法演化为多样手法，不仅可以治疗常见的小儿食积、乳积、痞积等，还可以起到健身强体、增强免疫力的作用。

3.儿童保健按摩简明易懂、方便操作

成人按摩有时需要准备各种道具作为辅助，而儿童按摩则无需过于繁琐。通常情况下，家长手指灵活，就完全能够胜任按摩师的工作。因为，儿童按摩相对于成人来说，无论是穴位还是手法都比较简单，家长无需死记硬背，只要找准穴位，利用简单的手法就能够办到，这比成人的某些按摩方法要简单得多。

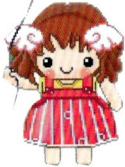

不过，再简单的按摩也有特殊的要求。例如与成人按摩相比，儿童按摩的推法、揉法的次数要多，摩法的时间要长，掐、拿法则要记住"重、快、少"三个字，多在按摩快结束的时候使用。所以，家长们在按摩前一定要了解儿童按摩的特点，切不可凭着经验实施按摩，以免引起不良后果。

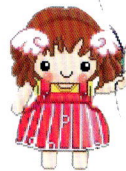

第二章

Part 2

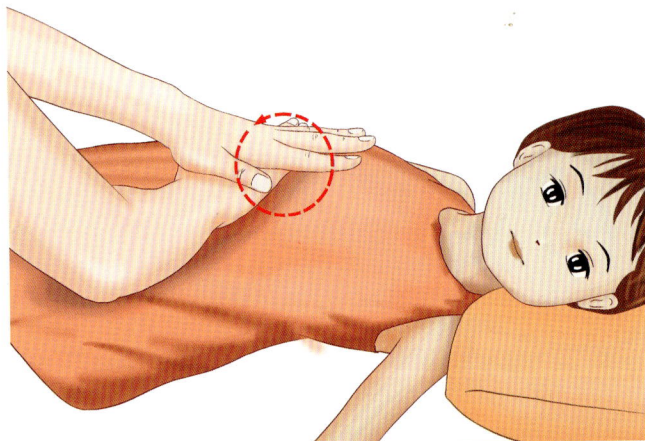

给孩子按摩前不可不知的事项

认清孩子的发育状况

从出生到成年,儿童一直处在一种不断生长发育的过程中,不管是形体上、生理上还是病理上,都和成人有着明显的不同。通常来说,年龄越小,身体的差异就会表现得越明显。

1.发育迅速

中医认为,虽然儿童的形体和生理等方面都远不及成年人,但是他们生机旺盛,发育速度非常快。年龄越小,这种特征表现得就越突出。处于生长发育期的儿童对水谷精气的需求非常迫切,也就是说对营养的需求量要远远高于成年人。

2.脏腑娇弱

儿童的肌肤较之成年人要柔嫩得多,脏腑也都非常娇弱,导致内脏的精气不足,卫外功能不强,而且筋骨不强,气血未充,经脉未盛,阴阳二气均属不足。因此,中医提出了"稚阳未充,稚阴未长"的说法。

3.生理功能不全

儿童的生理功能不完善。一旦生病,病情就会迅猛发展,并根据体质及病因不同,表现为易虚、易寒、易实、易热。如果调治不当或者不及时,就会轻病变重,重病转危。

4.抵抗力差

儿童的生理特点决定其对外界环境的适应极其被动,机体无法很好地自动调节寒温,饮食自洁能力也很差。在此情况下,一方面极易为外

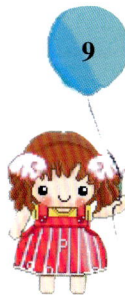

邪风、寒、暑、湿、燥、火六淫所侵，另一方面也可能由于乳食不节所伤，而导致疾病发生。

5.易于康复

儿童为"纯阳之体"，他们精力旺盛，活力充沛，脏气清灵，反应迅速。在患病的过程中，其组织的再生能力、修补能力都非常旺盛。而且，通常儿童的患病原因比较单纯，很少受到七情的影响，所以在治疗中加入经络按摩，就能够及时调治，达到标本兼治的效果。

了解孩子的健康状况

为孩子按摩之前，首先应该弄清他们的健康状况，只有这样才能达到防病治病、事半功倍的效果。

1.孩子面色反应出的健康状况

(1)面色发黑

孩子面部的颜色取决于其血液中含氧量的多少。如果含氧量较高，他们的面色自然就会红润有光泽，反之就会比较黯淡。

血液中的氧气都来自于呼吸。吸气时，孩子会将空气中大量的氧气吸入到血液中，而呼气时则会将身体内的代谢废气，也就是二氧化碳排出体外。家长们有时会发现，孩子大哭时，呼气时间延长，而吸气的时间就会变得非常短，这样就导致只有很少的氧气被孩子吸进血液中，此时孩子的脸色就会突然变成黑紫色。

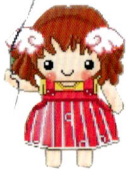

除了大声哭闹外，如果孩子的咽喉有异物卡住或者患有支气管哮喘病症，也会出现突然脸色发黑的症状，家长们一定要注意。

(2)面色发黄

如果孩子面色明显发黄，大多是因为细胞被损害，或胆道出现阻塞，使血液中胆红素浓度超过了正常范围所致，医学上称之为"黄疸"。通常孩子如果出现黄疸现象，就极易诱发急性黄疸型肝炎等疾病。此外，患有钩虫病的孩子由于长期慢性失血，也会出现脸色枯黄的症状。

(3)面色潮红

孩子出现面色潮红的现象，主要分为两种情况，或者是生理性的，或者是病理性的。生理性脸部潮红与孩子长时间日晒、剧烈运动、极度兴奋、愤怒或害羞等有关；而病理性面部潮红则与由感染所引起的高热性疾病有关，如感冒综合征。此外，麻疹也会让孩子出现脸色潮红的症状。

(4)面色苍白

孩子如果面色苍白，多是由于脸部的毛细血管充盈不足而引起的。中医认为这大多是属于虚症或者寒症，是孩子体质较差的主要表现。此外，孩子在恶心呕吐、晕车的时候，或者患有缺铁性贫血、脑膜炎等疾病时，也会出现脸色苍白的现象。

2.孩子指甲反应出的健康状况

(1)指甲颜色

孩子指甲变成白色，或者甲板上有白色斑点，医学上称其为"点状白甲"；如果出现横行的白线，就是形成了"线状白甲"；若整个指甲都变成了白色，也就成了医学上常见的"全白甲"。一般来说，"点状白甲"和"线状白甲"可能是由于损伤造成的，健康状况正常的孩子的指甲也会出现这种情况。

指甲变黄主要是因为吃了大量含有胡萝卜

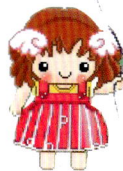

素的食物,也有可能是真菌感染,后者多伴有指甲形态的改变。除此之外,遗传疾病"黄甲综合征"的表现也是指甲变黄,常伴有脸和四肢水肿等症状。

(2)指甲形态

如果孩子的指甲出现了横沟,那么很可能是得了急性热病,例如麻疹、肺热、猩红热,或者代谢异常的皮肤病。指甲发生纵向破裂,可见于孩子甲状腺功能低下、脑垂体前叶功能异常等。

(3)甲板异常

如果甲板的中央出现了几行竖着的浅沟,有可能是甲母质受到了损伤或者患上了皮肤病扁平苔癣。甲板变得又薄又脆,而且有竖起、突出的棱,指甲尖经常撕裂或者分层,就是甲营养不良的表现,也可能是患上了扁平苔癣等皮肤病。甲板表面出现小的凹窝,多见于银屑病(也就是牛皮癣)、湿疹等皮肤病。

(4)硬度异常

软甲则甲板薄软,易变曲,变白,指甲尖易劈

裂,见于先天异常、维生素 B 缺乏、梅毒等。扁平甲、匙状甲、钩形甲、巨甲、小甲、甲萎病等,大多是先天异常所致。杵状甲既有先天因素,也有后天心脏病原因。

(5)甲半月

如果孩子的甲半月呈红色,家长就应该检查一下孩子的心脏是否健康。如果甲半月呈浅红色,则多为贫血所致。

3.孩子尿色反应出的健康状况

(1)红色尿

很多孩子会出现红色尿,其中原因有很多。如果孩子在此之前吃了甜菜,服用了利福平、水杨酸、酚酞等药物,那么孩子的红色尿就只不过是对这些食物和药物的正常代谢,只要停食、停药,孩子的尿色就会恢复正常。

但是,如果孩子在没有服食这些食物、药品的情况下出血红色尿现象,就说明是因为疾病引

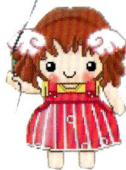

起了红色尿,也称为血尿,通常为"洗肉水样"尿,应该立刻就医。

(2)深黄色尿

当孩子的尿色呈金黄色或者深黄色时,家长就应该鉴别是由于食物或药物引起的,还是孩子已经患上了某些疾病。如果孩子吃了过多的胡萝卜、橘子或者蜜柑,就会因为过多地摄入了这些食物中的胡萝卜素等物质,使尿液颜色发生改变。除了尿液外,皮肤的颜色也会呈深黄色。当停止进食这些食物后,尿液自然会恢复正常。除了食物,孩子服用痢特灵、核黄素、黄连素及某些中药后,也可引起尿黄。这是药物在体内代谢后的正常变化,停用后即可好转。

但是,如果孩子的尿色深黄似浓茶,而且晃动后尿液表面的泡沫颜色也是发黄的,便盆及尿布也被染黄,那么家长就应该警惕,孩子可能患上了肝炎、胆道疾病或溶血性疾病。如果当尿液发生变化时,还伴有皮肤黏膜发黄、眼睛发黄,委

靡不振、食欲差、哭闹等现象,家长就应及时带孩子到医院检查,以免延误病情。

(3)蓝色尿

蓝色尿并不常见。如果孩子过量食用了含有亚硝酸盐的小白菜、青菜、韭菜、菠菜、灰菜、芥菜、甜菜等蔬菜,或者腌制时间短的咸菜,就会导致亚硝酸盐中毒,蓝色尿是中毒的表现之一。

当孩子误服了亚硝酸盐、氯化物时,医生会用美兰对其进行治疗。美兰的代谢产物为蓝颜色,孩子的尿色在这种情况下呈绿色或蓝色,属正常现象。此外氨苯蝶啶、苯胺、靛脂肪等药物也可使尿变蓝。

(4)白色尿

有些孩子排到便盆里的小便呈淘米水状,这种现象多是由于孩子新陈代谢旺盛,尤其是进食了含有草酸盐和碳酸盐类较多的食物,如菠菜、苋菜等绿叶蔬菜,或香蕉、橘子或柿子等水果后,孩子的尿液自然会因为草酸盐和碳酸盐增多而

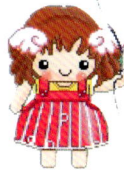

13

变成白色。此类情况主要发生在气候寒冷的季节，因为混在尿液中的草酸盐和碳酸盐遇到冷空气会更容易结晶成淘米水状。这种情况多见于婴幼儿，通常情况下，这种尿液是对孩子健康无害的，只要平时多给宝宝喂些开水，或口服一些维生素C，几天后淘米水样小便就会消失。

如果孩子的尿液中含有大量的白细胞，也会使尿色呈现乳白色，医学上称其为乳糜尿。这种情况就可能是由于泌尿系统严重感染，或者泌尿系统寄生虫病（丝虫病、肾包虫囊肿）所引起的。得了这些病的孩子还可能会同时伴有发热、头痛、食欲缺乏、淋巴管发炎和乳糜腹水等症状。

分清孩子的体质状况

中医学认为，对儿童进行按摩时要遵循体质特征，儿童的体质分为健康、寒、湿、热、虚五个类型，要根据其不用的体质采取不同的按摩方法。

14

1.健康型

健康型的孩子身体壮实，面色红润，精神饱满。平时吃饭香，大小便也很正常。对于这样的孩子，平时父母只要对其进行适当的抚触就可以，无需对某个穴位或部位进行特别的"关照"。

2.寒型

寒型体质的孩子身体和手脚都较冰凉，面色

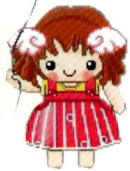

较苍白，平时不爱活动，吃饭也不香，如果摄入生冷的食物还会出现腹泻、大便溏稀等症状。对于这些孩子，父母应该每天为其捏脊 5 次，按揉内劳宫穴 100 次，总时间约为 15 分钟。每天坚持，父母就会发现，孩子的体质会一天天发生转变。

3.热型

热型体质的孩子均形体壮实，面赤唇红，他们不喜欢热的食物，对凉食情有独钟。当口渴时，他们喜欢喝凉水，还伴有贪吃、大便秘结等症状。对于这些孩子，父母应该每天为他们清"天河水" 15 分钟。天河水在孩子前臂内侧正中线处，自腕至肘呈一条直线，父母用食、中两指沿着这条线自孩子腕部向其肘部推按。

4.虚型

虚型体质的孩子表现为面色萎黄、少气懒言、神疲乏力，平时不爱运动，饭量小且大便溏软。对于这样的孩子，父母每天应该为其补 15 分钟五脏，也就是按顺时针方向对孩子的 5 个手指面分别进行 100 次的旋转推动。

5.湿型

湿型体质的孩子喜欢吃肥甘厚腻的食物，通常体型较胖，动作迟缓，大便溏烂。对于这样的孩子，父母应每天对其进行 15 分钟的捏脊和推板门，其中捏脊大概 5 次，推板门约 200 次。推板门就是从孩子的大拇指沿一条直线推到大鱼际就可以了。

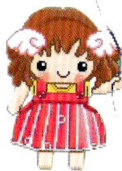

15

轻松掌握按摩手法

按摩手法对于儿童来说非常重要。虽然中医按摩的手法种类繁多,但并不一定都适合儿童,这是由于儿童的肌肤、骨骼、脏腑、器官都比较脆弱,所以对按摩手法的轻重、动作都有非常严格的要求。一般来说,家长给儿童按摩时不应该选择复杂的手法,简单易学的按摩手法也可以起到非常好的的作用。一般适合儿童按摩的手法主要有以下几种:

1.直推法

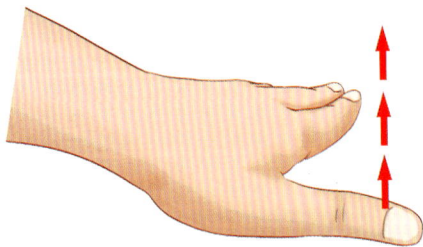

用拇指桡侧缘,或用食、中两指的指腹置于按摩部位,做单方向直线推动。动作应轻快连贯,

严格遵守直线方向,不可偏离按摩的"轨道"。

2.分推法

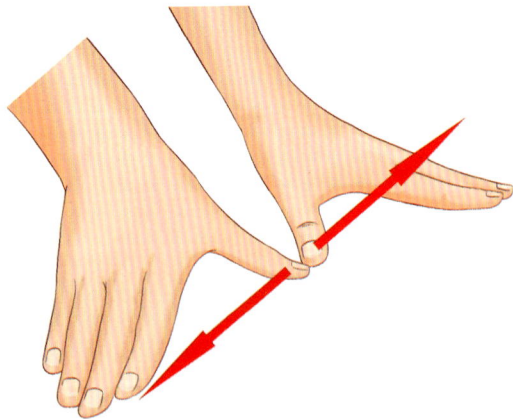

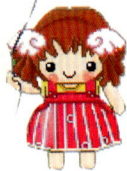

将双手拇指的指腹置于穴位上,然后同时向两侧推动。推动时双手用力应均匀,速度保持一致。

3.合推法

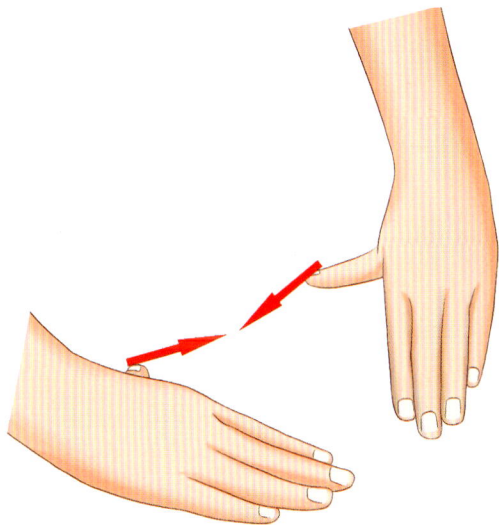

将双手拇指从两个不同方向,向中间点汇拢推进。合推法常与分推法配合使用,可起到相辅相成的作用。

4.旋推法

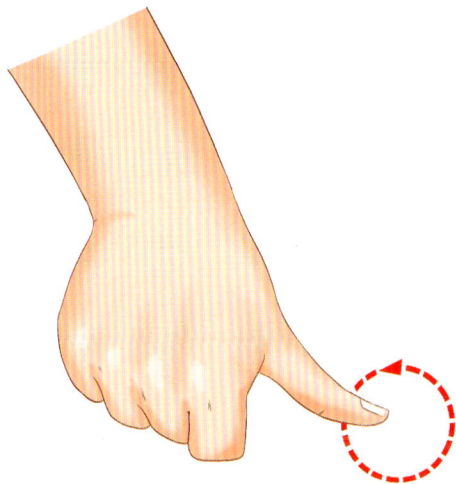

将拇指的指腹置于穴位上,按照顺时针方向环旋移动。旋推是在皮肤表面推动,而不要带动皮下肌肉组织。

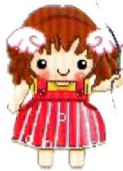

17

5.运法

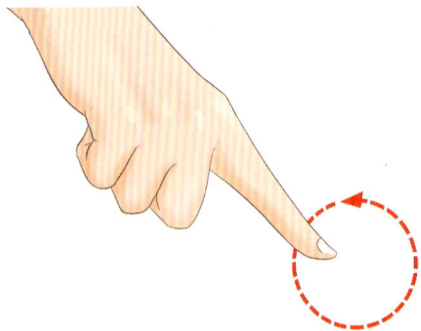

用拇指与其他手指配合,在需要按摩的部位或者穴位进行一松一紧的对称捏挤动作。捏法可分为掌捏、二指捏、三指捏和五指捏等几种类型,在捏动的时候,应当以手指的指腹作为着力点,并用腕部的力量带动指腹进行按摩。注意不可捏起过多的肌肉,以免伤害到孩子的身体。

将拇指或者食指的指腹置于穴位上,从一个穴位到另一个穴位做弧形推动,或者在穴位周围作环形推动。运法与旋推法相同,只在皮肤表面按摩,而不应带动皮下肌肉组织。

6.捏法

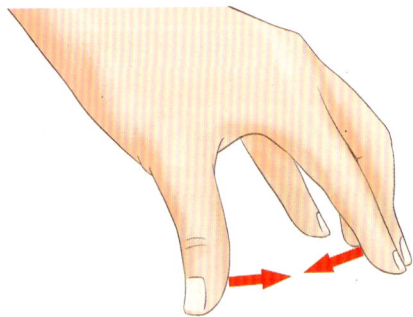

7.掐法

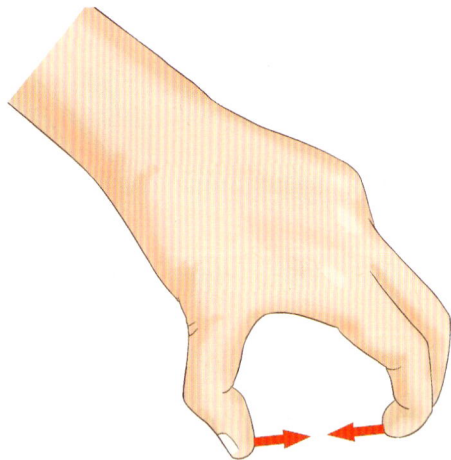

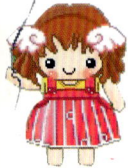

用拇指或者单手拇指的指甲垂直用力压按体表的穴位，力度以不刺破皮肤为限。通常掐法刺激性较强，所以取穴要准，且不宜反复长时间在孩子身上操作。

8.掐法

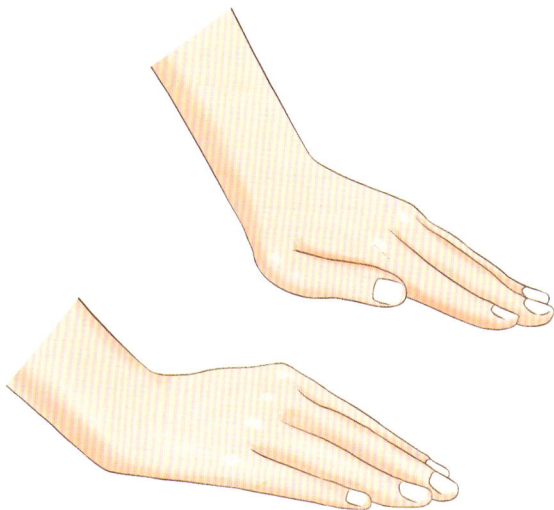

将五指并拢，掌指关节微屈曲呈铲子状，用手腕力量带动虚掌着力于施术部位，持续性地有节奏地反复拍打。拍打时手法要平稳，腕部要放松。

9.梳法

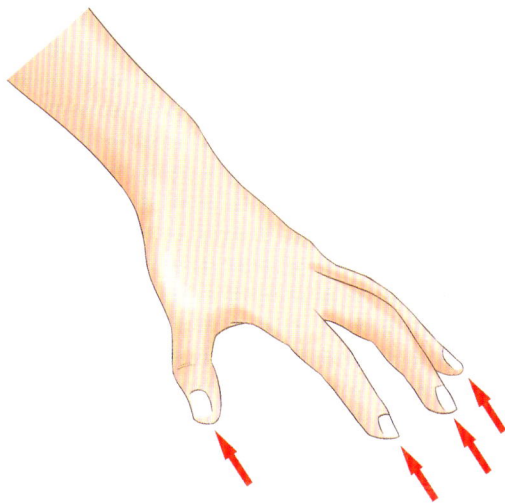

将五指关节自然屈曲，弯成爪形或者梳子形，在需要按摩的部位或单手交替梳理，或双手同时梳理，梳理的过程中可在相应穴位上进行按揉。

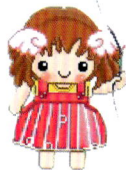

19

10.捋法

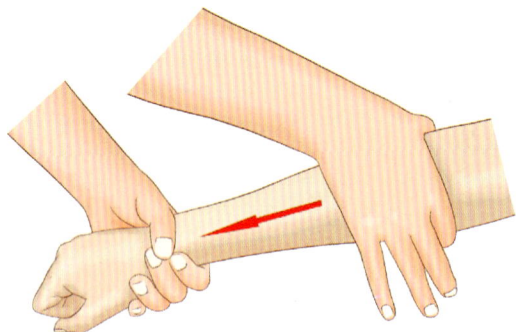

　　一手握住手腕或者掌根，另一手指关节略屈曲，将需要按摩的手指拿握在手中，用拇指和食指的指腹进行急速地反复滑搓。滑搓的时候，指关节与施受部位不要贴得太紧，以能够轻松来回移动为宜。

11.摩法

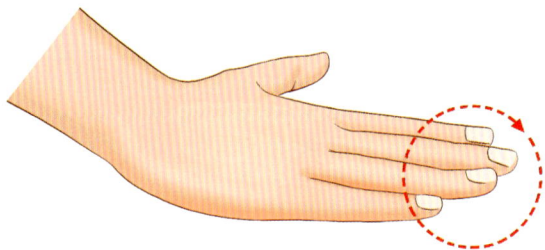

　　手指自然伸直，腕关节微背伸，将手全掌或者掌心置于需要按摩的部位，以前臂和腕关节作为发力点，按照顺时针或者逆时针方向，进行持续、平稳、有节奏地旋转按摩。

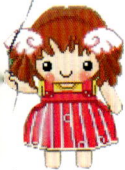

学会使用按摩介质

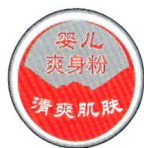

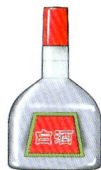

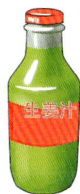

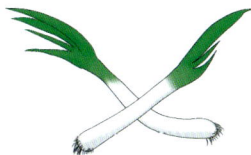

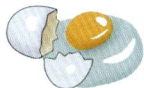

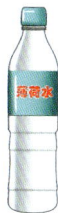

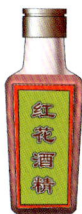

　　为了在按摩过程中保护儿童娇嫩的皮肤，也为了让按摩达到最好的效果，在给他们按摩的时候，应该在手上和需要按摩的部位涂上具有润滑效果的物质，这就是常说的按摩介质。不同按摩介质有着不同的具体作用。如果在按摩过程中孩子出现不适反应，应根据具休情况灵活选择。

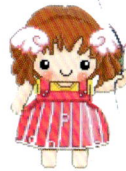

21

1.爽身粉

在洗澡之后或者天气炎热时,在儿童的身上撒一点爽身粉能够让其皮肤清爽柔滑,在按摩前涂抹一些爽身粉还能够避免擦伤皮肤,是介质中最常用的一种。

需要提醒家长的是,市场上有很多种类的爽身粉可供选择,选择时应挑选儿童专用且不含滑石粉成分的爽身粉。另外,切忌在靠近儿童面部、耻骨或者鼠蹊、肛门等部位涂抹爽身粉。

2.白酒

市场上出售的60度普通装白酒除了能够饮用外,还具有物理降温、活血通络、止痛消炎的作用,家长们不妨在为孩子按摩前用手指蘸些白酒,然后再对其施术。

3.生姜汁

家长朋友都知道,生姜不仅是可以食用的调味品,还具有较强的药理作用。但是家长们却不一定知道,生姜汁还能够作为孩子的按摩介质,尤其是在冬春季节,孩子的免疫力较差,用生姜汁按摩可以起到散寒发汗、调节体温、解毒去火、增强免疫力的作用,对于孩子腹泻、受寒呕吐、腹痛、中暑、头晕等病症有较好的改善作用。

在家制作生姜汁的方法是,将汁多的嫩姜切碎捣烂,用白纱布绞取汁液即可。

4.葱白汁

葱白汁具有透风通窍、发汗解表的作用,对患风寒感冒、寒气凝结引起的小便不利的儿童进行按摩时,选择葱白汁作为按摩介质,能够取得非常好的辅助效果。

在家制作葱白汁的方法是,取适量葱白,将其捣烂,提取汁液,涂在需要按摩的部位即可。

5.鸡蛋清

鸡蛋清也是非常好的按摩介质,它具有消炎、清凉的作用,特别是对于素有"纯阳之体"之

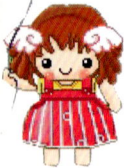

称的儿童来说,将鸡蛋清作为介质,不仅能增强保健按摩的效果,还可改善消化不良、热证,或者病后烦躁失眠、手足心热等症。

6.薄荷水

薄荷具有清利头目、透疹解毒的功效。如果儿童患上风热感冒,家长对其按摩前可以涂上含有薄荷成分的按摩介质,它对于治疗热症引起的小儿头痛、目赤、咽喉疼痛,或者隐隐不透的麻疹,按摩时可起到较好的辅助效果。

在家制作薄荷水的方法是,取干薄荷或者鲜薄荷叶30~50克,加盖浸泡于适量的沸水中,时间大约为8~10个小时,用时将薄荷叶捞出,取汁液即可。

7.红花酒精

用红花酒精做儿童的按摩介质,具有活血的作用,能够促进其血液循环,强壮身体,提高抗寒能力,对于感冒发烧以及发烧引起的四肢酸痛也有较好的缓和效果。应当注意的是,红花油浓度较高,不宜直接接触皮肤,使用前应经过稀释。

在家制作红花酒精的方法是,取1克红花油,将其浸入100毫升酒精度数不超过60度的酒精中,以免降温太快,孩子无法适应。也可以取红花1克,将其浸泡在酒精中2个星期,取汁液即可。

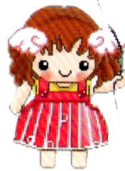

把握按摩顺序、方向、重点、时间、次数

为儿童按摩,除了要弄清他们适合哪种按摩手法,应该选择哪种按摩介质外,家长还应当掌握以下注意事项,只有这样才能在不伤害孩子的前提下,让按摩发挥防病治病的效果。

1.按摩顺序

如果给儿童进行全身性按摩,按摩顺序通常是从头部开始,然后是上肢、胸部、腹部、腰部和背部,最后是下肢。

2.按摩的方向

儿童按摩与成人按摩的方向不同,在按摩的局部位置,成人是从外侧向心脏方向(即体液回流的方向)按摩,儿童则是从心脏方向向外侧按摩,正好与成人相反。

3.按摩重点

儿童按摩讲究有主有次。例如,穴位先选主穴,后选配穴。首选揉、推等轻快的手法,在按摩将要结束前再用掐、拿、按、捏等刺激性较强的手法。按摩时,先按摩左侧,再按摩右侧;如果仅按摩一侧,选择左侧部位即可。

4.按摩时间

儿童按摩的时间比成人短一些,且还要根据他的体质、症状以及按摩时的状态随时进行调节。儿童保健按摩的时间一般在 15～20 分钟左右,如果按摩的刺激性较强,可以适当将时间缩短至 10 分钟左右。

5.按摩次数

儿童保健按摩的次数不宜过多,针对不同系统的按摩,每天 1 次或者隔天 1 次即可;如果针对疾病按摩,可以根据病情酌情增加或者减少按摩次数。此外,按摩最好能够建立一定的规律性,如在晚上临睡前或者午睡前按摩等等。

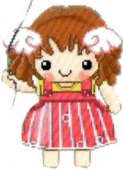

避开按摩中的禁忌

随着健康意识的提高,家长为儿童做按摩已经不再是什么稀罕事。不过在做按摩之前必须了解儿童按摩的一些禁忌。只有避开这些"雷区",才能让儿童更好地享受按摩带来的愉悦体验,否则不但无法达到保健的效果,还可能会伤害到他们本来就脆弱的身体。

1.按摩前不可摄入过量食物

当孩子摄入过量的食物后,肠胃的蠕动速度必然加快,为了能够消化这些食物,不得不消耗身体各部分的血液和氧气,这就使得消化系统的血液和氧气迅速增多,大脑等部位的供血和供氧量严重不足,从而影响到心肺功能。如果此时对孩子进行按摩,极易导致孩子出现呕吐、胸闷、疲倦、烦躁等不适症状。

2.切不可饿着肚子按摩

由于体表很多穴位与肠胃等消化系统有着密切的联系,经过按摩后能够使肠胃蠕动速度迅速变快,起到消化的作用。但是,当孩子过饥的时候,肠胃就会像一个没有放入食材的食品研磨机不停地空转,这将会造成机体的无谓耗损,使孩子的胃黏膜受到严重伤害。

3.按摩前后不允许喝凉水

在进行保健按摩前后,不能给孩子喝凉水。因为经过一段时间的按摩,孩子的血液循环定会处于比较活跃的状态,这时饮用凉水则会使温热的血液突然受到凉水的刺激,导致寒气迅速返回

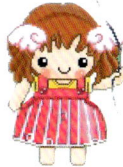

25

并占领机体,造成行气不畅、血液循环缓慢的状况,这将直接影响到按摩的效果。一般来说,按摩后可给孩子喂服温开水, 饮水量以150~200毫升为度。

4.打了疫苗的 24 小时内不宜按摩

每个孩子都会经历疫苗接种,这能让他们更加健康地成长。但是,不可否认的是,许多疫苗都会产生一些不同程度的副作用。例如,百日咳疫苗可能会引起过敏反应,流感疫苗可能引起呼吸道异常,还有些疫苗可能会引起发热、头痛、血象降低等问题。如果在打疫苗的 24 小时内给孩子做按摩,就有可能使这些疫苗的副作用成为全身性症状。因此,应该在打了疫苗 24 小时内,确认无副作用反应之后,再进行按摩。

5.不可在患病的体表肌肤部位按摩

孩子由于年龄尚小, 皮肤的抵抗能力较弱,极易受到外界细菌的伤害而引发炎症,如果在皮炎、湿疹、热痱、溃疡等部位对其进行按摩,很可能会造成毛细血管扩张, 使局部血液流量增加,导致炎症的进一步扩散, 从而加重皮肤疾病,甚至还可能会诱发其他更为严重的问题。

6.切不可一味的崇尚按摩

按摩不是万灵药,它只是一种日常保健以及辅助治疗方法,所以在按摩前一定要根据孩子的具体情况施术。对于一些疾病的治疗,也一定要先到医院进行明确诊断,再配合医生进行辅助治疗,切不可用按摩代替正规的诊疗。

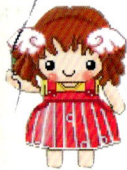

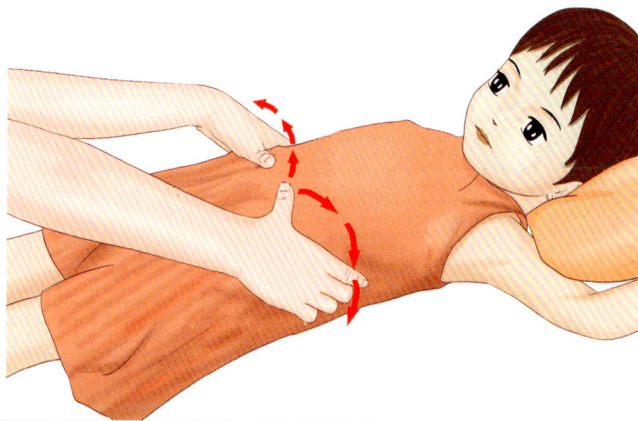

Part 3

第三章

儿童按摩常用穴位和反射区

按摩取穴方法

儿童按摩对取穴的要求比较严格，因为他们的躯体小巧玲珑，取穴的时候可能比成人更有难度。一旦按错部位，不仅无法发挥按摩的作用，还可能会伤害到孩子的肌肤。因此，家长在为孩子按摩前，必须掌握具体的取穴方法。

1.体表标志取穴法

(1)定型标志

定型标志一般指不受人体活动影响而固定不移的标志，是利用五官、毛发、指（趾）甲、乳头以及骨节凸起和凹陷、肌肉隆起等部位作为取穴的标志。例如两眉中间取印堂，两乳中间取膻中，腓骨小头前下缘取阳陵泉，两肩胛冈平第三胸椎棘突，两肩胛骨下角平第七胸椎棘突，两肋弓下缘平第二腰椎，两髂嵴平第四腰椎等，均是取穴的标志之一。

(2)动态标志

动态的标志则是指以相应的动作姿势作为取穴标志，是利用关节、肌肉、皮肤随活动而出现的孔隙、凹陷、皱纹等作为取穴标志，以及采取一定的动作来比量。如曲池必屈肘于横纹头处取之，取阳溪穴时应将拇指翘起，取耳门穴、听宫穴、听会穴等应张口，取下关穴应当闭口，两耳尖直对取百会穴，虎口交叉食指尽端取列缺穴，手掌握膝盖内侧当大指尽端取血海穴等。

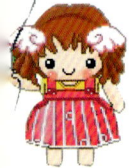

常用体表标志取穴部位见表1~表3

表1 头项部主要体表标志

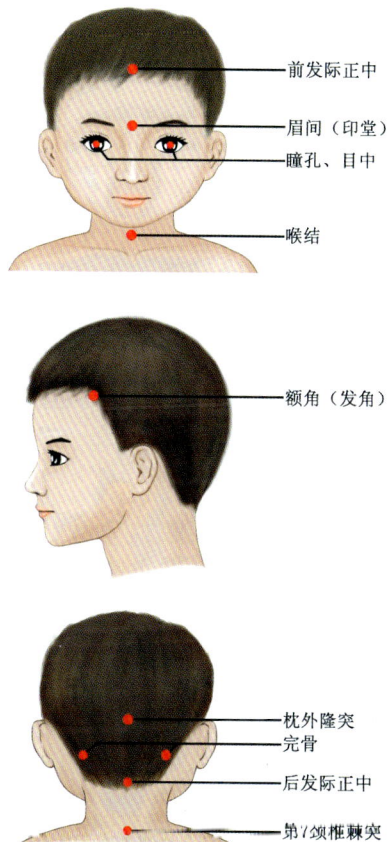

部位	体表标志	说明
头部	前发际正中	头部有发部位的前缘正中
	后发际正中	头部有发部位的后缘正中
	额角（发角）	前发际额部曲角处
	完骨	颞骨乳突
	枕外隆突	枕骨外侧最隆起的骨突
面部	眉间（印堂）	两眉头之间中点处
	瞳孔、目中	平视，瞳孔中央
颈项部	喉结	喉头凸起处
	第7颈椎棘突	

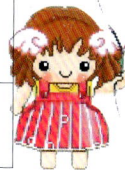

前发际正中
眉间（印堂）
瞳孔、目中
喉结

额角（发角）

枕外隆突
完骨
后发际正中
第7颈椎棘突

29

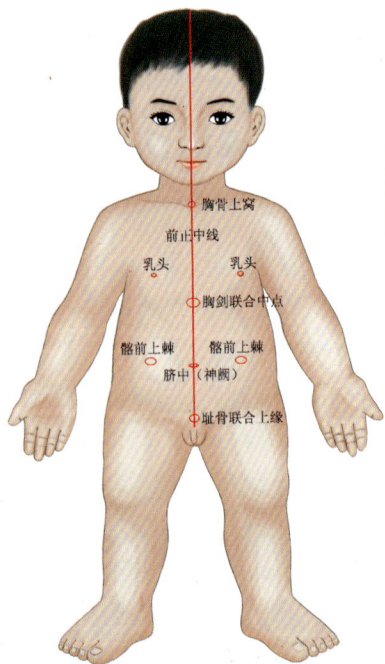

胸背上窝
前正中线
乳头　　乳头
胸剑联合中点
髂前上棘　髂前上棘
脐中（神阙）
耻骨联合上缘

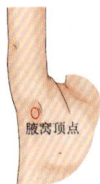

腋窝顶点

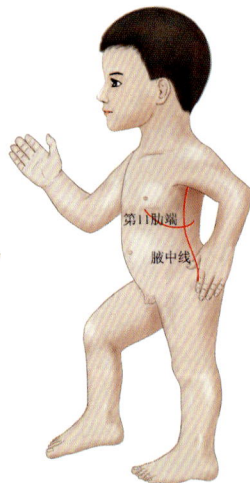

第11肋端
腋中线

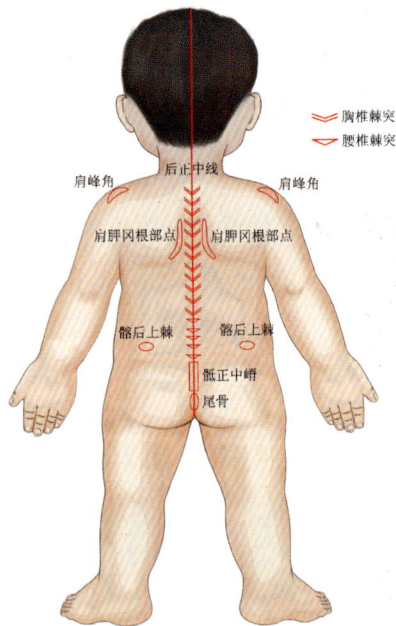

胸椎棘突
腰椎棘突
肩峰角　　后正中线　　肩峰角
肩胛冈根部点　　肩胛冈根部点
髂后上棘　　髂后上棘
骶正中嵴
尾骨

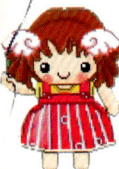

表2 躯干部主要体表标志

部位	体表标志	说明
胸部	前正中线	头面部及胸腹部前侧正中
	胸骨上窝	胸骨切迹上方凹陷处
	胸剑联合中点	胸骨体与剑突结合部
	乳头	乳头中央
腹部	脐中(神阙)	脐窝中央
	耻骨联合上缘	耻骨联合上缘与前正中线的交点处
	髂前上棘	髂嵴前部的上方突起处
侧胸侧腹部	腋中线	腋下至髋正中线
	腋窝顶点	腋窝正中央最高点
	第11肋端	第11肋骨游离端
背腰骶部	后正中线	头、颈、背、腰部正中
	胸椎棘突1-12	
	腰椎棘突1-5	
	骶正中嵴、尾骨	骶正中嵴在体表不能摸到,位于骶骨后面正中线上;尾骨位于脊柱末端
	肩胛冈根部点	肩胛骨内侧缘近脊柱侧
	肩峰角	肩峰外侧缘与肩胛冈连续处
	髂后上棘	髂嵴后部上方突起处

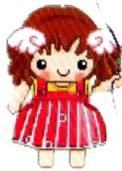

31

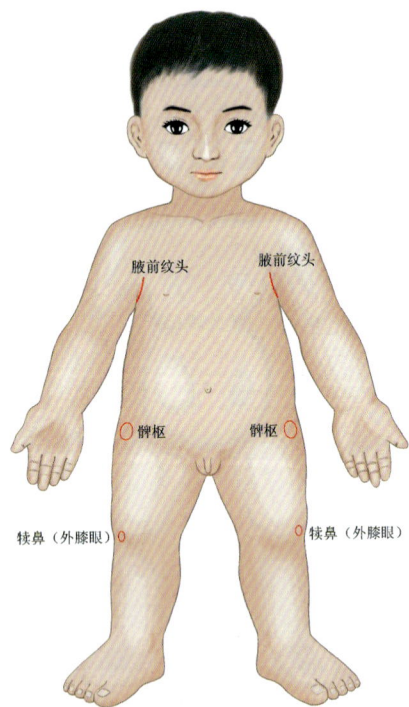

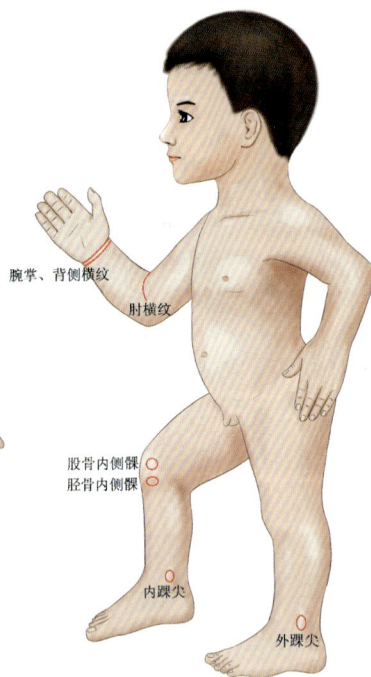

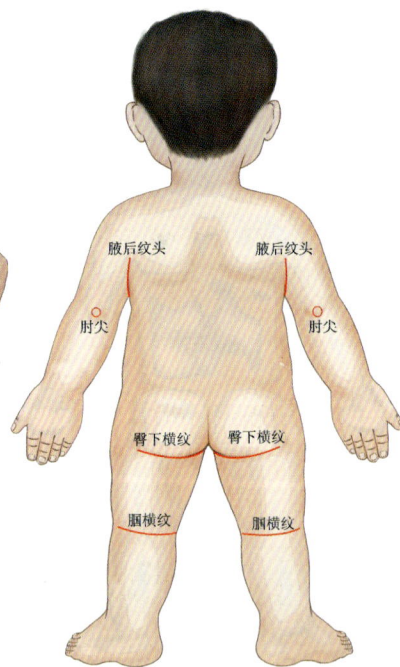

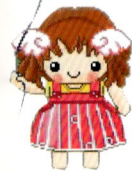

表3 肢体部主要体表标志

部位	体表标志	说明
上肢部	腋前纹头	腋窝皱襞的前端
	腋后纹头	腋窝皱襞的后端
	肘横纹	屈肘成直角,肘部交叉凹陷处
	肘尖	尺骨鹰嘴
	腕掌、背侧横纹	尺桡骨茎突远端连线上的横纹
下肢部	髀枢	股骨大转子
	股骨内侧髁	股骨下端内侧髁上
	胫骨内侧髁	胫骨上端内侧髁下
	臀下横纹	臀与大腿的移行部
	犊鼻(外膝眼)	髌韧带外侧凹陷处中央
	腘横纹	腘窝处横纹
	内踝尖	内踝向内侧的凸起处
	外踝尖	外踝向外侧的凸起处
	赤白肉际	手足掌背肤色明显差别的分界处

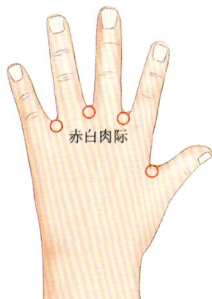

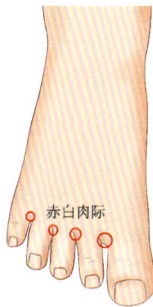

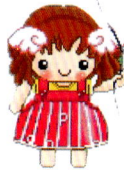

赤白肉际

赤白肉际

33

2.分寸折量法

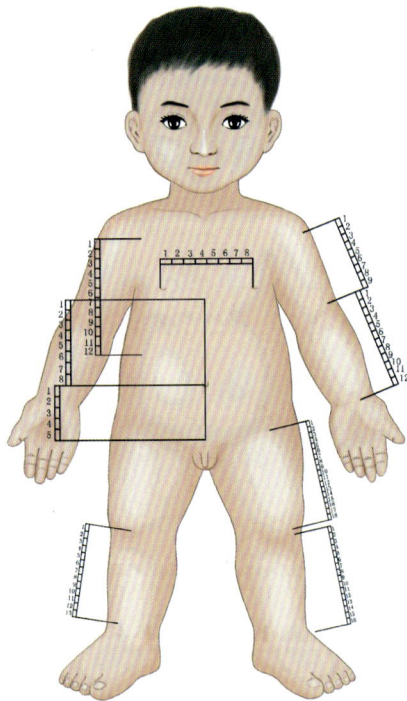

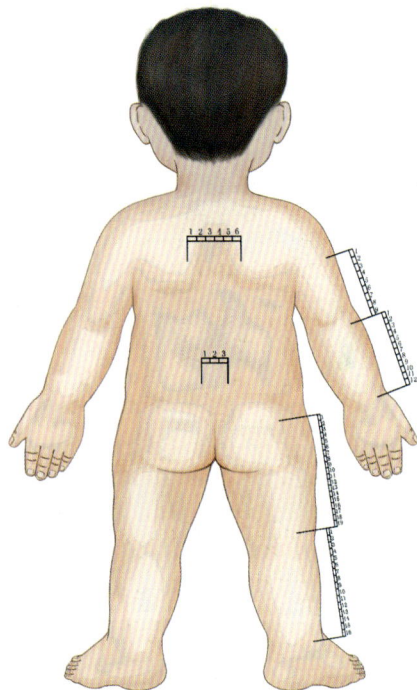

古称"骨度法",就是将人体各部分分为若干等分,折量取穴的方法。每一等分作为一寸,所以称之为"分寸折量法"。骨度法的涵义是指以骨节为主要标志测量周身各部的大小、长短,并依其尺寸按比例折算作为定穴的标准。如腕横纹至肘横纹为 12 寸,也就是把这段长度分成 12 等份,取穴就以它作为折算的标准。这种方法不论成人、小孩,或是高矮胖瘦者均可适用,并且比较准确。

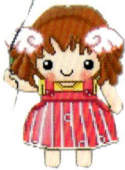

常用分寸折量法取穴

部位	起　止	常用骨度	度量法
头部	前发际至后发际	12	直度
	眉心至前发际	3	直度
	后发际至大椎上	3	直度
	两乳突(完骨)之间	9	横度
	两前额发角(头维)之间	9	横度
胸腹部	两乳头之间	8	横度
	腋平线至季肋(11 肋)	12	直度
	歧骨(肋膈角)至脐中	8	直度
	脐中至耻骨联合上方	5	直度
背部	两肩胛骨内侧缘之间	6	横度
	两髂后上棘之间	3	横度
上肢	腕横纹至肘横纹	12	直度
	肘横纹至腋横纹	9	直度
下肢	股骨大转子至髌骨下	19	直度
	髌骨下至外踝高点	16	直度
	耻骨平线至股骨内上髁	18	直度
	胫骨内侧髁下至内踝高点	13	直度

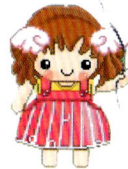

3.指量法

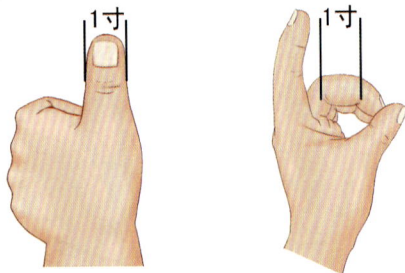

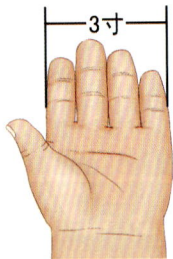

指量法也叫"指寸法"、"同身寸法"。就是以患者手指的宽度为标准来测量取穴的方法。因为我们的手指和身材是成一定比例的,所以指量法在一般情况下也比较准确。有时候,也可以用自己的手指量取别人的穴位,但要根据对方的高矮胖瘦作出适当的伸缩。

(1)中指同身寸

以患者的中指屈曲时,中节内侧两端纹头之间作为1寸,称中指同身寸。用于四肢及脊背,作横寸折算。

(2)拇指同身寸

以拇指指关节的横度作为1寸,称拇指同身寸。适用于四肢部的直寸取穴。

(3)横指同身寸

将食、中、无名、小指相并,以中指第二节为准,量取四指之横度作为3寸,称横指同身寸。多用于下肢、下腹部和背部的横寸。

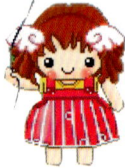

常用穴位

【头面部】

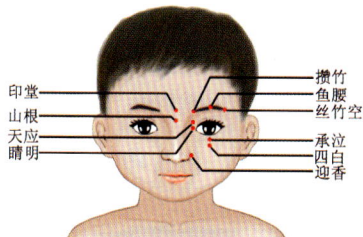

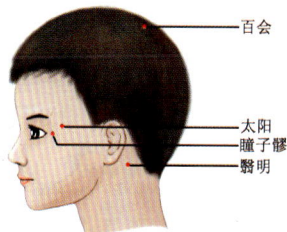

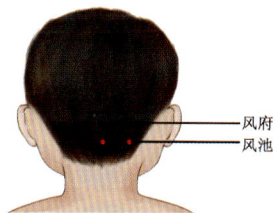

印堂穴：位于额部，当两眉头连线的中点。

太阳穴：位于颞部，当眉梢与目外眦之间，向后约 1 寸的凹陷处。

迎香穴：位于面部，鼻翼外缘中点旁，当鼻唇沟中间。

山根：双目内眦连线中点，鼻梁最低处。

百会穴：位于头顶正中线与两耳尖连线的交点处。

天应穴：位于眉头下方，眼眶外上角处。

睛明穴：位于面部，目内眦角稍上方凹陷处。

四白穴：位于面部，瞳孔直下，当眶下孔凹陷处。

鱼腰穴：位于额部，瞳孔直上，眉毛中。

丝竹空穴：位于面部，当眉梢凹陷处。

瞳子髎穴：位于面部，目外眦旁，当眶外侧缘

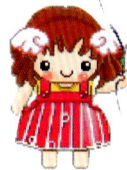

37

处。

承泣穴：位于面部，瞳孔直下，当眼球与眶下缘之间。

翳明穴：位于项部，当翳风穴后1寸。

攒竹穴：位于面部眉毛内侧边缘凹陷处。

风池穴：位于后头骨下，两条大筋外缘与耳垂齐平的凹陷中。

风府穴：位于后颈部，风池穴连线中点处。

【胸腹部】

肾俞穴：位于腰部，当第2腰椎棘突下，旁开1.5寸。

气海穴：位于下腹部，前正中线上，当脐中下1.5寸。

胸腺：位于胸骨上端，左右两肺之间紧靠心脏处。取位时可将儿童的四指并拢，双手指尖相对分别置于锁骨处，两个小指所触位置即胸腺的两个代表点，两个代表点连线的中点就是胸腺。

气冲穴：位于腹股沟稍上方脐部下5寸，左右旁开2寸处。

中脘穴：位于上腹部的胸部下缘与肚脐直线连线的1/2处。

关元穴：位于下腹脐部下3寸处，肚脐与耻骨直线连线3/5等分处。

大横穴：位于腹中部，脐中旁开4寸处。

腹结穴：位于下腹部，大横穴下1.3寸处。

中极穴：位于下腹部脐部与耻骨直线连线1/3处。

天枢穴：位于腹部脐部向左右3指宽处。

天突穴：位于颈部，当前正中线上，胸骨上窝中央。

膻中穴：位于胸部，当前正中线上，平第4肋间，两乳头连线的中点。

天池穴：位于胸部，当第4肋间隙，乳头外1寸，前正中线旁开5寸。

升结肠：位于稍接近躯干正中线。下端平右

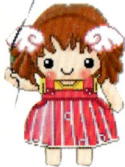

髂嵴,上端在右第 10 肋处,横过腋中线。

横结肠:位于腹上部或腹中部。

降结肠:较升结肠距离正中线稍远,位于左

腹外侧区。

肚角:位于脐两旁大筋处。

乳中穴:位于胸部第 4 肋间隙,乳头中央,距

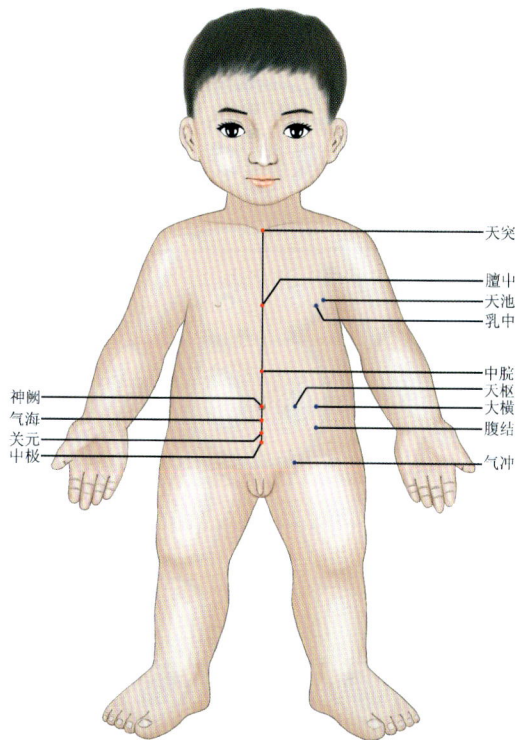

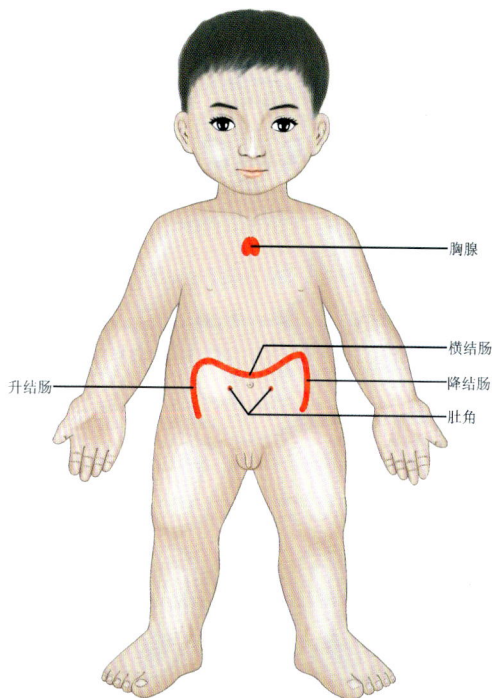

天突
膻中
天池
乳中

中脘
天枢
大横
腹结
气冲

神阙
气海
关元
中极

注:蓝色点标注的穴位,在身体对称部位也存在

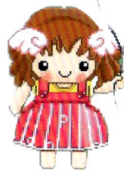

胸腺

横结肠
升结肠
降结肠
肚角

39

前正中线 4 寸处。

神阙穴：位于腹中部，脐中央。

全身主要淋巴点：有腋窝、双乳之间的乳导管部分、腰部及双膝后侧。

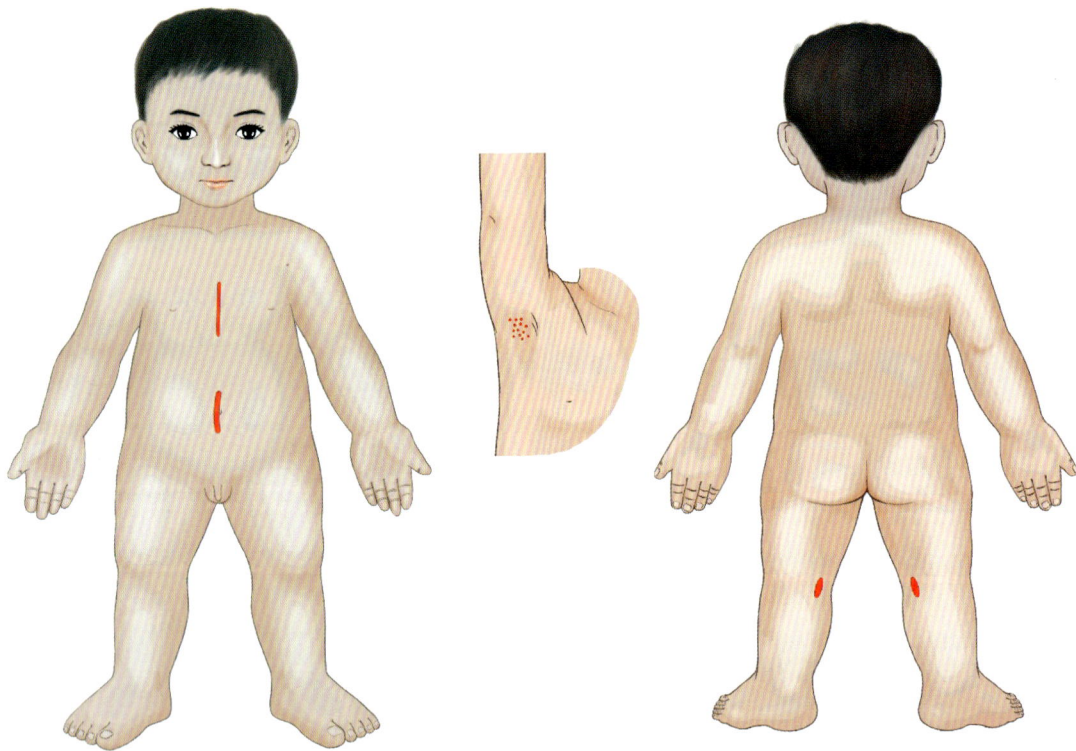

全身主要淋巴点

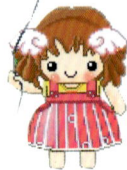

【颈肩背腰部】

大椎 ——

脾俞 ——
胃俞 ——
命门 ——
大肠俞 ——

七节骨 ——
龟尾 ——

—— 大杼
—— 肩井
—— 风门
—— 肺俞
—— 心俞
—— 膈俞
—— 肝俞
—— 三焦俞
—— 肓门
—— 志室
—— 腰眼
—— 上髎
—— 次髎
—— 中髎
—— 下髎

—— 肾俞

——— 膀胱经

注：蓝色点标注的穴位以及膀胱经，在身体对称部位也存在

41

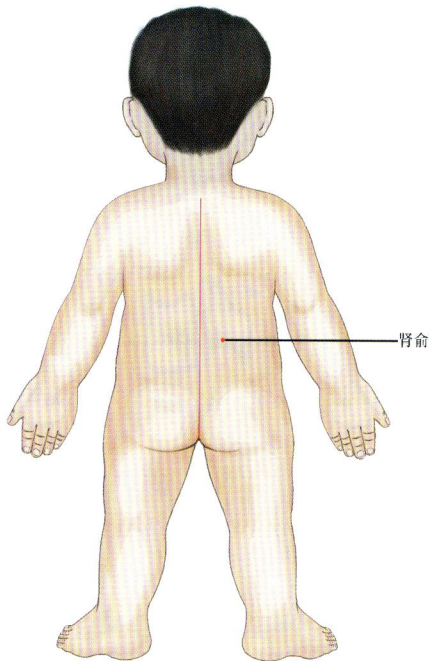

大椎穴：位于颈部下端正中线，第 7 颈椎棘突下凹陷处。

大杼穴：位于背部正中线第 1 胸椎棘突下，左右旁开 2 指处。

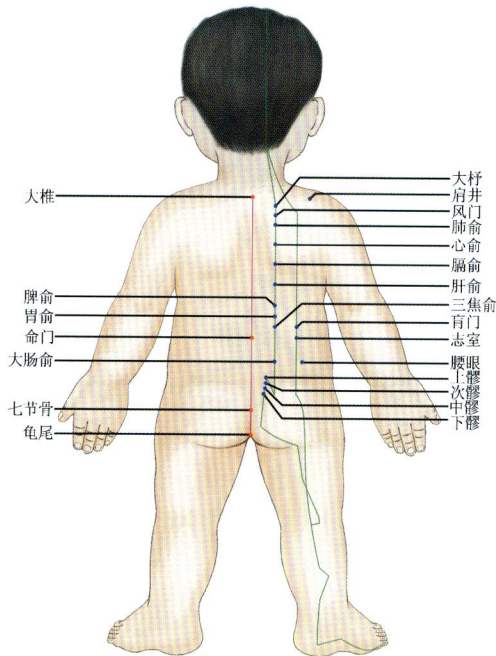

肺俞穴：位于背部正中线第 3 胸椎棘突下，左右旁开 2 指处。

命门穴：位于腰部正中线上，第 2 腰椎棘突

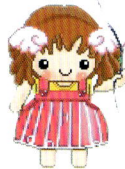

下凹陷处。

腰眼穴：位于腰部正中线第 4 腰椎棘突下，左右旁开约 3.5 寸的凹陷处。

心俞穴：位于背部，当第 5 胸椎棘突下，旁开 1.5 寸。

肓门穴：位于腰部正中线第 1 腰椎棘突下，旁开 3 寸处。

胃俞穴：位于背部第 12 胸椎棘突下，左右旁开 2 指处。

占据着非常重要的地位，在当时的儿科著作中占很大比重。其中较为著名的有熊应雄的《小儿推拿广意》、骆如龙的《幼科推拿秘书》、夏云

志室穴：腰部，当第 2 腰椎棘突下，旁开 3 寸。

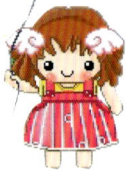

42

龟尾穴：位于尾骨端下，尾骨端与肛门连线的中点处。

大肠俞穴：位于腰部第 4 腰椎棘突下，旁开 1.5 寸。

膀胱经：位于背部，经由胸椎棘突、腰椎棘突旁开 2 指的各处穴位。

风门穴：位于背部，大椎穴下的第 2 个凹洼（第 2 与第 3 胸椎棘突中点旁开 2 指处）。

肩井穴：位于肩上大椎穴与肩峰端连线的中点，或者乳头正上方与肩线交接处。

三焦俞穴：位于腰部第 1 腰椎棘突下，左右旁开 2 指处。

膈俞穴：位于背部第 7 胸椎棘突下，旁开 1.5 寸。

八髎穴：位于腰骶部，包括上髎、次髎、中髎和下髎，分别在第 1、2、3、4 骶后孔中。

脾俞穴：位于背部第 11 胸椎棘突下，旁开 1.5 寸。

七节骨：位于背部脊柱尾端的 7 节，从龟尾向上数 7 节即是。

【四肢】

肾经：位于小指末节罗纹

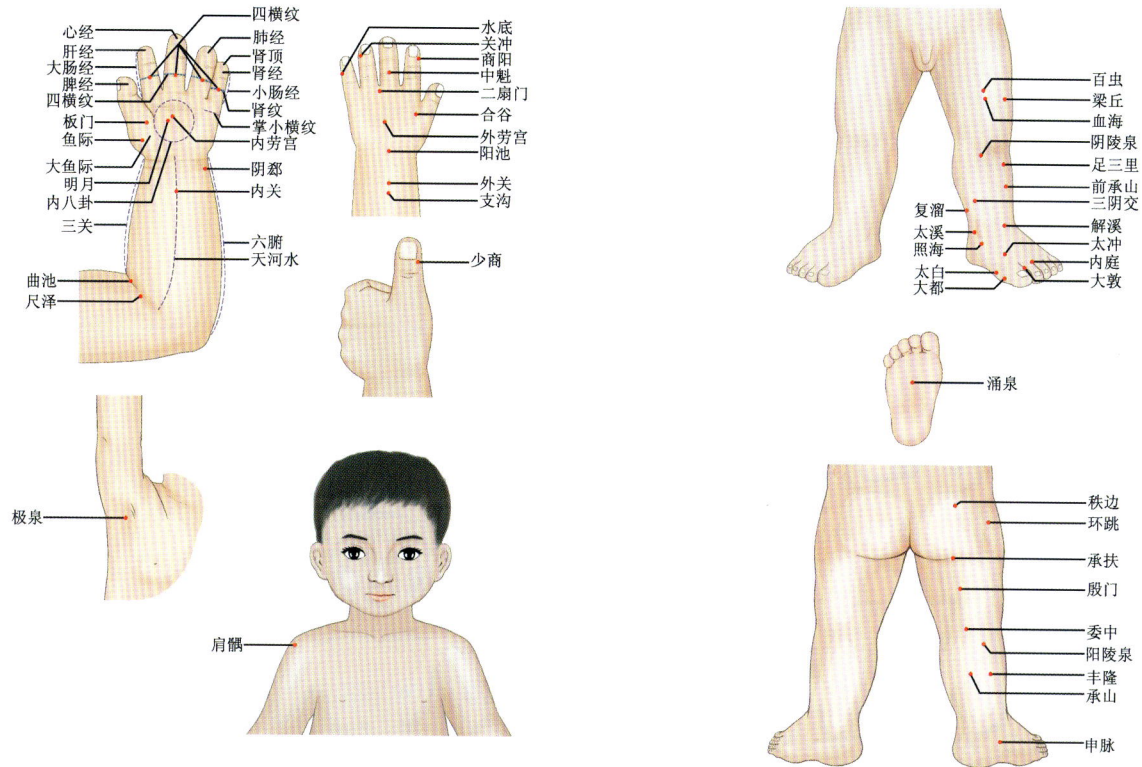

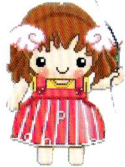

心经
肝经
大肠经
脾经
四横纹
板门
鱼际
大鱼际
明月
内八卦
三关
曲池
尺泽

四横纹
肺经
肾顶
肾经
小肠经
肾纹
掌小横纹
内劳宫
阴郄
内关
六腑
天河水

水底
关冲
商阳
中魁
二扇门
合谷
外劳宫
阳池
外关
支沟

少商

极泉

肩髃

百虫
梁丘
血海
阴陵泉
足三里
前承山
三阴交
复溜
太溪
照海
太白
大都
解溪
太冲
内庭
大敦

涌泉

秩边
环跳
承扶
殷门
委中
阳陵泉
丰隆
承山
申脉

43

面。

四横纹：位于掌面的食指、中指、无名指、小指第2指间关节横纹处。

板门穴：位于拇指本节（第1掌指关节）后凹陷处，约当第1掌骨中点桡侧，赤白肉际处。

脾经：位于拇指的指端到掌根的一条纵向连线。

内八卦：位于掌心内劳宫四周，取位时握拳屈指，中指尖所处位置的周围。

阳池穴：位于手背腕部，从中指与无名指的指缝向下延伸至腕背横纹处。

关冲穴：位于无名指指端尺侧，距指甲0.1寸处。

合谷穴：位于手背的拇指侧，即用一手拇指第1个关节横纹正对另一手的虎口边，拇指屈曲按下，指尖所指按到的部位。

支沟穴：位于前臂背侧阳池与肘尖的连线上，腕背横纹上3寸处。

内劳宫穴：位于手掌心第2、3掌骨之间，握拳屈指时中指尖所触部位。

大鱼际：位于手掌面拇指根部肌肉丰厚处。

极泉穴：上臂外展，位于腋窝顶点，腋动脉搏动处。

肝经：食指末节罗纹面；食指的指端到指根的1条纵向连线。

心经：位于中指末节罗纹面；中指的指端到指根的1条纵向连线。

曲池穴：位于肘部，手掌向上屈肘后，肘部横纹尽处。

肩髃穴：位于上臂外侧三角肌上，将手臂向前平伸时肩峰前下方的凹陷处。

掌小横纹：位于掌面小指根下掌纹尺侧头。

内关穴：位于前臂掌侧，腕横纹的中央向上约3指宽的中央。

中魁穴：位于手中指背侧第2指骨关节横纹中间。

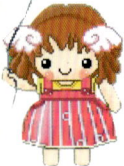

认清孩子的发育状况

从出生到成年,儿童一直处在一种不断生长发育的过程中,不管是形体上、生理上还是病理上,都和成人有着明显的不同。通常来说,年龄越小,身体的差异就会表现得越明显。

1.发育迅速

中医认为,虽然儿童的形体和生理等方面都远不及成年人,但是他们生机旺盛,发育速度非常快。年龄越小,这种特征表现得就越突出。处于生长发育期的儿童对水谷精气的需求非常迫切,也就是说对营养的需求量要远远高于成年人。

2.脏腑娇弱

儿童的肌肤较之成年人要柔嫩得多,脏腑也都非常娇弱,导致内脏的精气不足,卫外功能不强,而且筋骨不强,气血未充,经脉未盛,阴阳二气均属不足。因此,中医提出了"稚阳未充,稚阴未长"的说法。

3.生理功能不全

儿童的生理功能不完善。一旦生病,病情就会迅猛发展,并根据体质及病因不同,表现为易虚、易寒、易实、易热。如果调治不当或者不及时,就会轻病变重,重病转危。

4.抵抗力差

儿童的生理特点决定其对外界环境的适应极其被动,机体无法很好地自动调节寒温,饮食自洁能力也很差。在此情况下,一方面极易为外

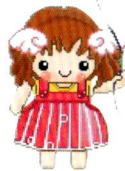

三关穴：位于前臂屈侧面的桡侧缘。

小肠经：位于小指尺侧边缘，自指尖到指根

内庭穴：位于足背第 2、3 跖骨结合部前方凹陷处。

秩边穴：位于臀部平第 4 骶后孔，骶正中嵴旁开 3 寸处。

承扶穴：位于大腿侧左右臀下臀沟中心点。

殷门穴：位于大腿后侧承扶穴下 6 寸处。

委中穴：位于腿部后侧，膝盖里侧的中点。

梁丘穴：位于膝盖骨右端向上 3 指处。

足三里穴：位于小腿前外侧，当犊鼻穴下 3 寸，距胫骨前缘一横指（中指），屈膝或平卧取穴。

前承山穴：位于小腿前方，足三里下方，与承山穴相对。

解溪穴：位于足背与小腿交界处的横纹中央凹陷处，当拇长伸肌腱与趾长伸肌腱之间。

承山穴：位于小腿后面正中，委中穴与昆仑穴之间，当伸直小腿或足跟上提时，腓肠肌肌腹

下出现尖角凹陷处。

阴陵泉穴：位于小腿内侧，当胫骨内侧踝后下方凹陷处。

太溪穴：位于足内侧，内踝后方，当内踝尖穴与跟腱之间的凹陷处。

太冲穴：位于足背侧第 1、2 趾跖骨连接部位处。

大都穴：位于足内侧缘大脚趾第 1 跖趾关节前下方赤白肉际凹陷处。

太白穴：位于足内侧缘，第 1 跖骨小头后下方凹陷处。

血海穴：位于大腿内侧，膝盖骨内侧的上角之上约 3 指宽筋肉的凹陷。

百虫穴：位于在大腿内侧（屈膝），髌底内侧端上 3 寸（血海穴上 1 寸）。

阳陵泉穴：位于在小腿外侧，腓骨小头前下方凹陷处。

环跳穴：位于股外侧，绷紧臀部后两侧最洼

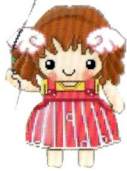

的地方大约进去3~4寸处。

丰隆穴：位于小腿前外侧外踝尖上8寸,距胫骨前缘2横指(中指)。

申脉穴:位于足部外踝中央下端1厘米凹陷

处。

大敦穴:位于大脚趾(靠第2趾一侧)的甲根边缘约2毫米处。

照海穴:位于足部内踝尖下方的凹陷处。

常用反射区

【耳部反射区】

肾

眼

耳背肝

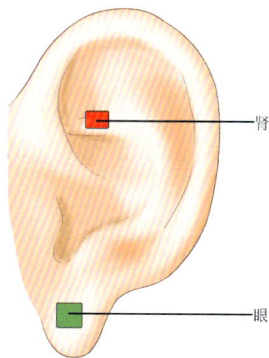

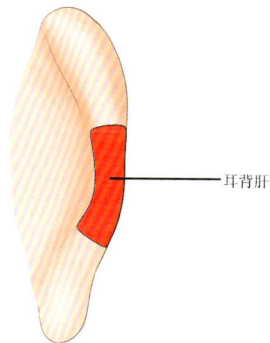

耳部眼反射区:耳垂中央,即耳垂五区。

耳部肝反射区：位于耳甲艇的后下部的后

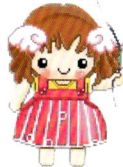

方。

耳部肾反射区：位于对耳轮下脚下方后部。

【手部反射区】

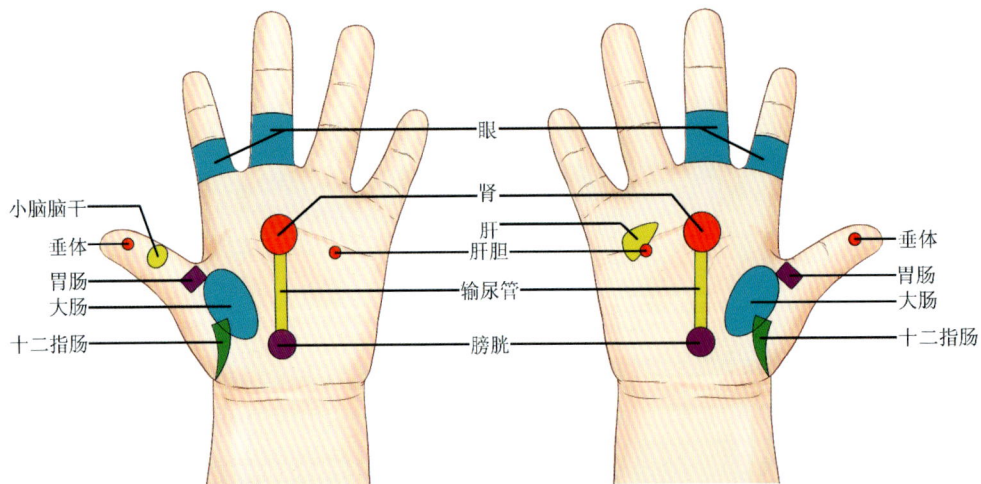

眼

肾

肝
肝胆

小脑脑干

垂体

胃肠

大肠

十二指肠

输尿管

膀胱

垂体

胃肠

大肠

十二指肠

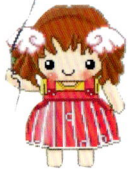

左手小脑脑干

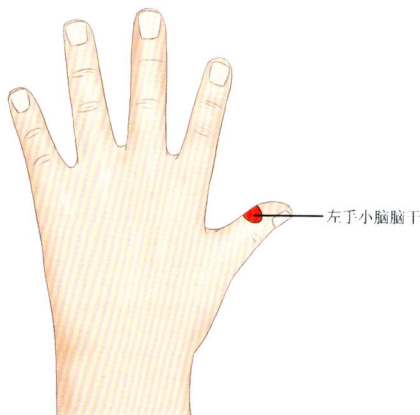

左手小脑脑干反射区：位于左手掌侧，拇指指腹尺侧面，即拇指末节指骨体近心端1/2尺侧缘。左小脑、脑干反射区在右手，右小脑、脑干反射区在左手。

手部垂体反射区：位于双手拇指指腹中央，在大脑反射区深处。

手部肾反射区：位于双手手掌中指下手心穴与三焦区穴中点处。

手部膀胱反射区：位于双手手掌手腕横纹上

部中点，与肾反射区、输尿管反射区连成一条直线。

手部输尿管反射区：位于双手手掌中指下方，肾反射区与膀胱反射区的连接线，呈狭长的带状。

手部肝胆反射区：位于双手手掌无名指与小指中线向下延伸后与感情线相交叉后的下方。

手部大肠反射区：双手掌侧中下部，自右手掌尺侧手腕骨前缘起，顺右手掌第4、5掌骨间隙向手指方向上行，至第5掌骨体中段，约与虎口水平位置时转向桡侧，平行通过第4、3、2掌骨体中段。接着，至左手第2、3、4掌骨体中段，转至手腕方向，沿第4、5掌骨之间至腕掌关节止。

手部十二指肠反射区：双手掌侧，第1掌骨体近端，胰反射区下方的区域。

手部胃肠反射区：位于双手手掌多汗点下缘，反射区与无名指等宽。

手部肝反射区：位于双手手背中指与无名指

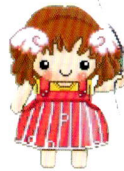

49

指缝间的后方与掌指关节之间。

　　手部眼反射区:双手手掌和手背第 2、3 指指根部之间。左眼反射区在右手上,右眼反射区在左手上。

【足部反射区】

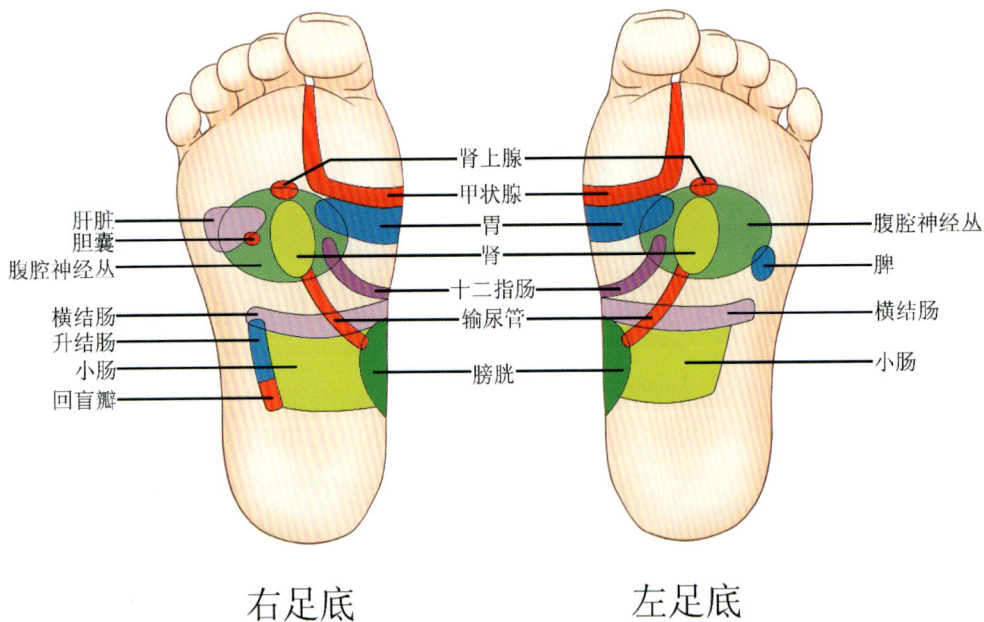

肾上腺
甲状腺
肝脏
胆囊
腹腔神经丛
胃
肾
十二指肠
横结肠
升结肠
输尿管
小肠
回盲瓣
膀胱

腹腔神经丛
脾
横结肠
小肠

右足底　　　　　左足底

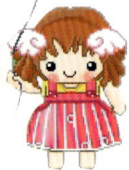

腓骨肌群

腓肠肌

髋关节

比目鱼肌

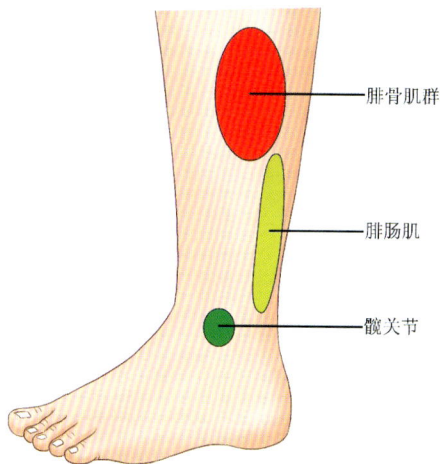

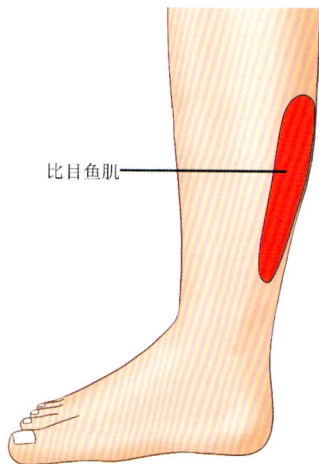

足底脾反射区：位于左足底第 4 跖骨与第 5 跖骨间。

足底肝反射区：位于右足底第 4 跖骨与第 5 跖骨间。

足底胆囊反射区：位于右足底第 3 跖骨与第 4 跖骨间。

足部髋关节反射区：位于内外踝的下缘。

腓肠肌区：又称小腿肚，位于小腿后面浅层的大块肌肉。

腓骨肌群区：位于小腿踝关节前外侧与膝关节之间。

比目鱼肌区：位于腓肠肌区下方，外形为扁、阔的小腿肌，因酷似比目鱼而得名。

足部肾上腺反射区：双足掌第 1 跖骨，足底

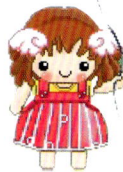

足底肾反射区：位于足底中央的深处。

足底输尿管反射区：位于足底胃反射区与膀胱反射区的 1 条斜线形带状区域。

足底膀胱反射区：位于足底内侧舟骨下方，拇展肌侧约 45° 处。

足底甲状腺反射区：位于足底内缘第 1 跖骨与第 1 趾关节处。

51

"人"字形交叉点凹陷深处。

　　足部小肠反射区：双足掌足弓凹下区域，大肠反射区包围部分。

　　足部回盲瓣反射区：右足掌跟骨前缘靠近外侧、盲肠反射区前方。

　　足部升结肠反射区：右足掌小肠反射区外侧的竖带状区域，起始位跟骨前缘外侧上至第5跖骨底部。

　　足部横结肠反射区：两足足掌中间，横贯足底的带状区域。

　　足部胃反射区：位于足底跖骨的中、下部。

　　足部十二指肠反射区：位于胃反射区的后方，第1跖骨的基底部。

　　足部腹腔神经丛反射区：位于足底中心，分布在肾脏反射区及其周围。

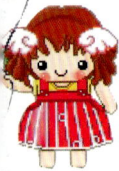

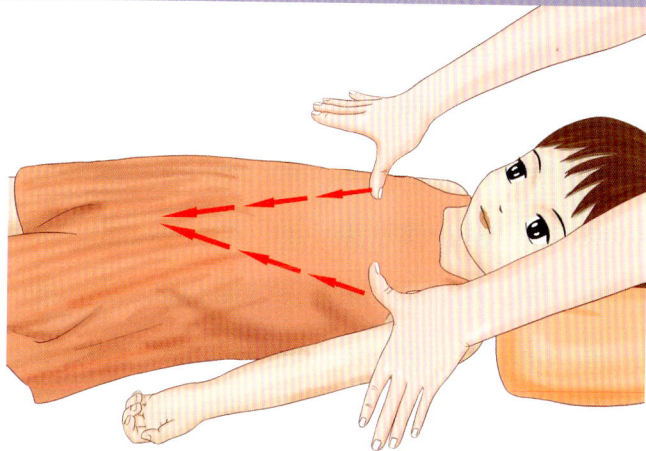

第四章

Part 4

孩子少生病，增强体质是关键

提高免疫力，让免疫细胞都"动"起来

根据医学研究表明，家长每天为孩子进行适当地按摩还能增加其机体免疫细胞，提高孩子身体对疾病的抵抗力，下面的按摩方法适合"防御"能力较差的儿童。

一方：

【取位】

胸腺

【按摩方法】

1.用右掌从孩子胸部正中横向推至左侧腋下，返回时掌心带动胸部的肌肉，反复推 20 次；用左掌从胸部正中横向推按至右侧腋下，返回时掌心带动胸部的肌肉，反复推 20 次。

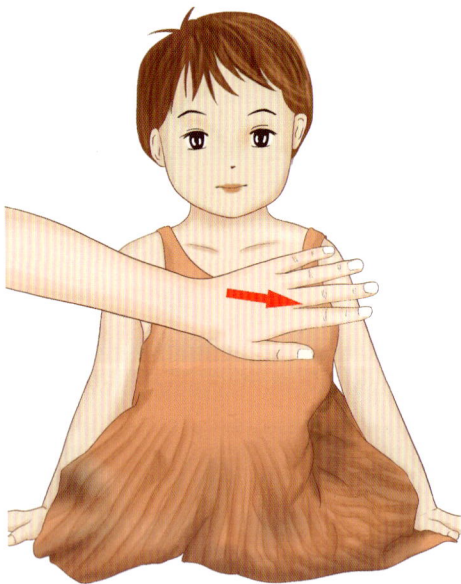

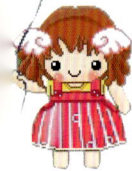

2. 单手握空拳，稍用力在胸腺部位上下搓按，每次 2～3 分钟，直到该处皮肤略微发红、发热即可。

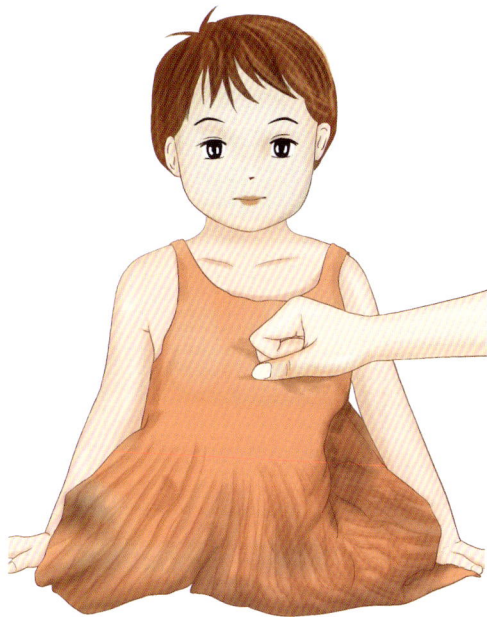

二方：

【取位】

背部、大椎穴、大杼穴、肺俞穴、心俞穴

【按摩部位】

1. 孩子每天起床及临睡前，将毛巾用热水浸透后拧干。

2. 用空拳沿着孩子脊椎两侧向下叩敲，叩敲的手法和节奏应均匀着力，富有弹性。用指关节稍用力旋推大椎穴 50 次。

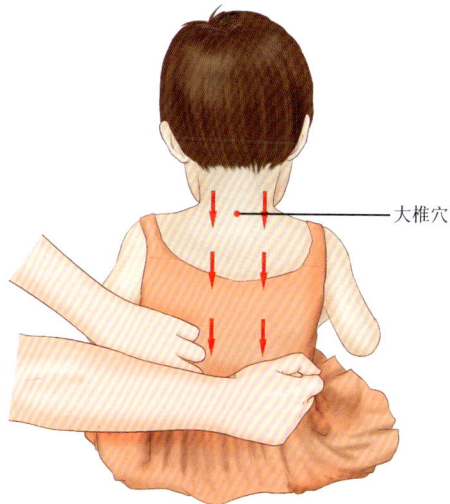

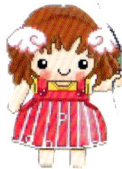

大椎穴

3.用指关节稍用力旋推孩子大杼穴50次。

4.用指关节稍用力旋推孩子肺俞穴50次。

5.用指关节稍用力旋推孩子心俞穴50次。

【日常调理】

1.应该多吃鱼类、贝类,鱼类和贝类中含有蛋白质、维生素以及特殊多元不饱和脂肪和 a-3 脂肪酸,这些特殊元素能够改善、完善儿童的机体免疫功能。但应该少油、少热量。另外,还应该鼓励他们多做有氧运动,切忌运动过量,适得其反。

2.颜色浓重的水果对儿童免疫力的提高有促进作用,尤其是富含维生素 C 和花青素的水果,例如蓝莓、桑葚、草莓等。花青素对激发机体免疫系统的活力有非常好的效果。富含维生素 C 和类黄酮的猕猴桃及橙子也是不错的选择。但是,水果也不可多吃,儿童每天吃半斤到一斤之

间即可,而且应该尽量选择应季的品种。

【配套食谱】

鲍汁杏鲍菇

功效:此款菜肴富含蛋白质、碳水化合物、维生素及钙、镁、铜、锌等孩子生长所需的矿物质,可以有效提高孩子的免疫功能。

材料:杏鲍菇 2 个,小棠菜心 9 朵,鲍鱼汁 2 匙,蚝油、生抽各 1 匙,糖半匙,盐适量。

做法:将小棠菜的大叶子剥掉,留下菜心。烧一锅开水,放少许色拉油和盐,将小棠菜心焯熟摆盘。再将小半碗清水、蚝油、生抽、糖、盐混合搅匀备用,将杏鲍菇切片备用。在热锅中放油,将杏鲍菇片煎一下,倒入调味汁煮开,然后转文火慢慢煨,直至菇身变软,吸入汤汁。最后调入 2 匙鲍鱼汁拌匀起锅。将杏鲍菇片摆盘,把准备好的汤汁均匀地浇上,即可食用。

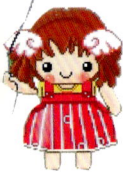

提高肾健康，先天不足后天补

肾为人的先天之本，《黄帝内经》中有"肾者主蛰，封藏之本，精之处也"的说法，就是说肾是身体藏精的所在。肾中所藏精气，既有禀受于父母的先天之精，也有后天之精。先天之精就是儿童生长发育的动力。如果先天之精不足，生长发育就比较迟缓，出现长不高、瘦弱、容易生病等情况，有些甚至出现性早熟或其他代谢紊乱等症状。为了避免不良后果的出现，提高儿童的肾脏功能就成为当务之急的事情，按摩就是一种简单、易操作且有效的方法。

一方：

【取位】

腰眼穴、气海穴、涌泉穴、心俞穴、肾俞穴、大肠俞穴、涌泉穴

【按摩方法】

1. 将双手搓热后贴在孩子腰眼穴部位，手掌稍用力顺时针按揉3～5分钟。

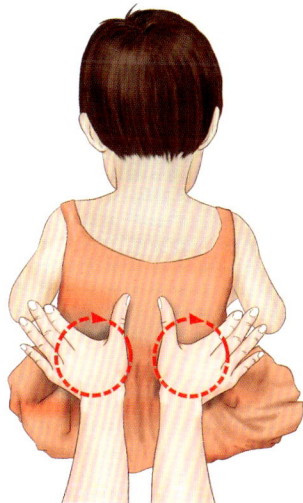

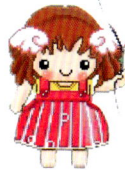

57

2.将双手手掌同时向斜下方推抹至龟尾穴，然后返回至腰眼处，再用相同手法推抹至龟尾穴，如此反复操作1～3分钟。

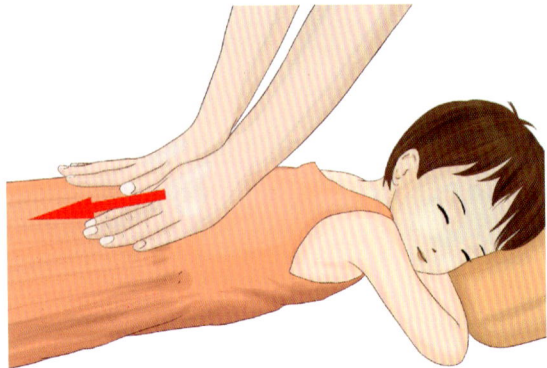

3.将双手屈曲成空掌，轻轻拍打腰部两侧。

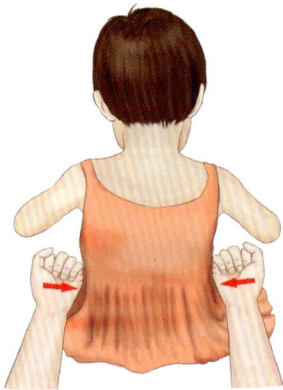

4.双手交替从肩膀一直推至腰部，反复数次后，将除拇指外的四指并拢，沿着脊椎两侧向下缓缓推抹，重点在心俞穴、肾俞穴和大肠俞穴各按摩30秒钟。

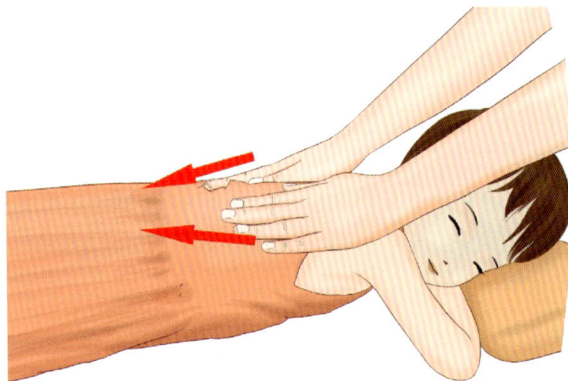

5.用手掌反复横擦腰部，直至局部发红、发热为宜。

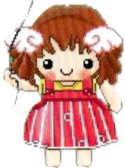

7.将孩子左腿抬起,轻轻伸缩、摆动数次。

8.握住脚背,用拇指指腹在涌泉穴轻轻揉按50～100次左右。

换另一侧,重复相同按摩。

二方:

【取位】

肾经

【按摩方法】

1.用左手抓住孩子的右手手腕。

2.用占据着非常重要的地位,在当时的儿科著作中占很大比重。其中较为著名的有熊应雄的《小儿推拿广意》、骆如龙的《幼科推拿秘书》、夏云

3.孩子换另一只手,重复上述动作。

三方:

【取位】

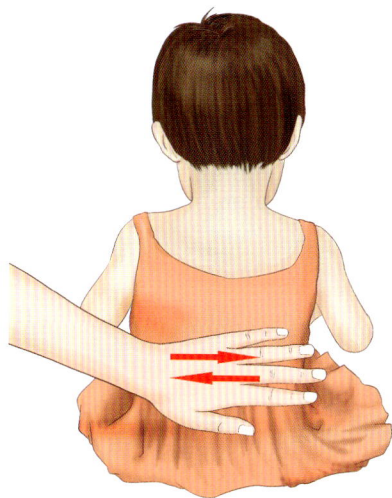

6.将手指搓热后,用食指、中指和无名指的指腹在气海穴处旋转按摩50～100次。

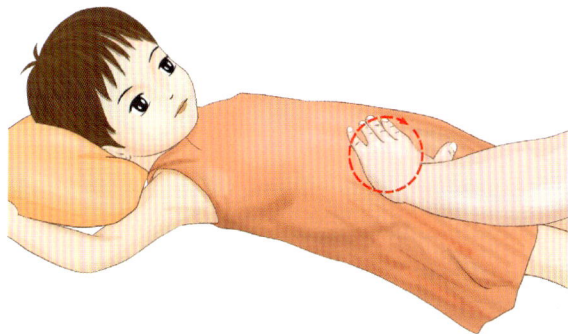

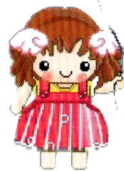

59

足部肾脏反射区、左手小脑脑干反射区、垂体反射区

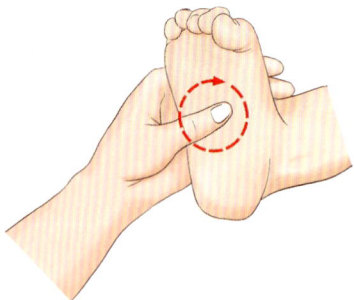

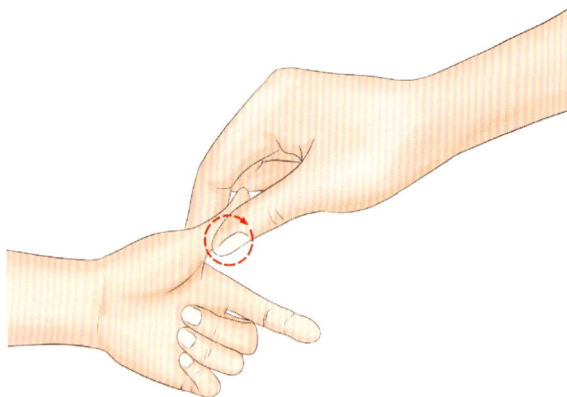

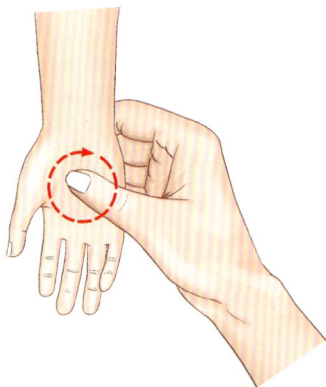

点处旋揉。

2. 推按左手大拇指内侧的小脑脑干反射区，约 2 分钟。

3. 旋揉 10 个手指的螺纹中心即垂体反射区，约 2 分钟。

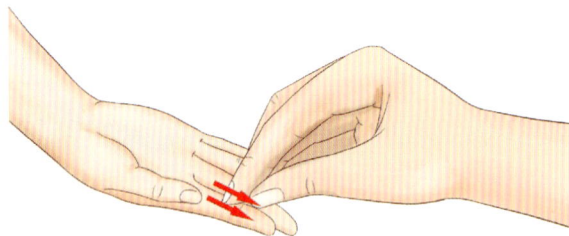

【按摩方法】

1. 在孩子手足部肾脏反射区找到痛点，在痛

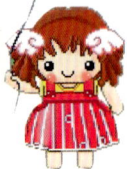

4.刮按食指与中指第3节的3个面（两个侧面，一个指腹面）。

【日常调理】

孩子肾脏的好与坏与饮食有直接关系，如蛋白质摄入过多、饮水太少、饮食味重等，均会加重肾脏负担，影响肾脏功能的正常发挥。所以，为了提高儿童的肾脏功能，在按摩之余，更要将饮食调理放在重要位置。另外，必须让孩子增加运动。

【配套食谱】

1. 板栗粥

功效：中医认为，黑色入肾，所以黑色食物都是补肾的黄金食品。而板栗就是一种很好的黑色食品，有补肾气的作用。板栗与粳米搭配在一起，使食材中的营养得到充分发挥，而且味道鲜美、口感滑嫩，非常适合儿童食用。经常食用，能够起到补肾益气的作用。

材料：板栗50克，粳米100克。

做法：把板栗去壳焙干，研成细末。粳米加水熬煮成粥，然后放入板栗粉煮开即可。

2. 小米粥

功效：小米性微寒，味甘、咸，是一种常见的营养价值较高的食物。《本草纲目》中记载小米有"养肾气，去脾胃中热，益气"的功效。儿童经常食用，能够增补肾气。

材料：小米100克。

做法：小米洗净放入锅中，加入适量清水熬煮成粥，即可食用。

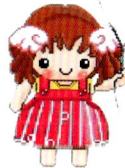

💜 补肠胃，让孩子"吃饱"营养素 💜

许多家长都认为，孩子吃得多，说明胃好，这样身体自然能健康成长；如果吃得少，就是胃口差，成长所需的营养素就不能及时得到补充，变得虚弱多病。其实，这种理论虽有一定的科学依据，但并不全面，因为"胃好"不仅能让孩子吃得多，还能从食物中吸收较多有益的营养成分，确保所摄入食物的功效真正发挥作用，对孩子的生长发育起到关键的作用。所以，家长们不妨经常给孩子的肠胃做做按摩，让小肚子能够"活跃"起来，满足孩子对营养的需求。

一方：

【取位】

四横纹、板门穴、脾经、内八卦、中脘穴、丰隆穴、手部、腹部、腿部

【按摩方法】

1. 左手握住孩子左手的手指，另一手用拇指指端按揉孩子左手第二指间关节的横纹。

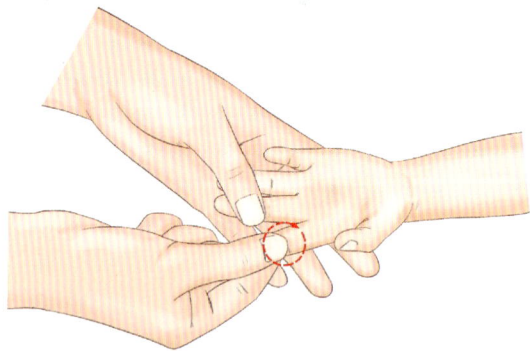

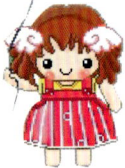

2. 保持握手姿势，用右手拇指从孩子板门穴推至其腕横纹，再从腕横纹推回板门穴，如此往返操作 50～100 次。

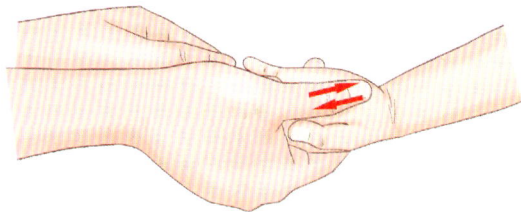

3. 用拇指从孩子拇指的指端单方向直推至指根 50～100 次。

4. 用拇指或中指指腹在孩子掌心进行顺时针方向运转 50～100 次。

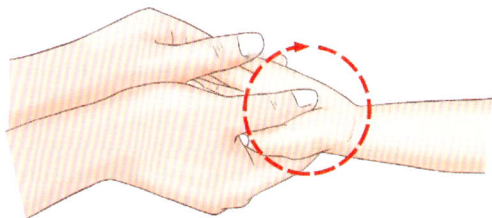

5. 将手掌搓热后，右手掌心贴在孩子的肚脐上，左手叠放在右手上，用手腕的力量带动手掌做顺时针的摩腹动作，时间为 1～3 分钟。

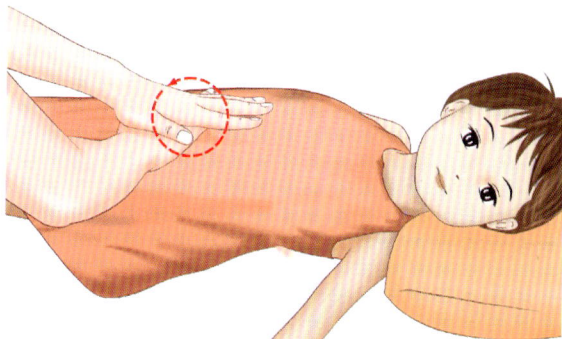

6. 拿捏孩子腹部正中线两侧的肌肉，从其上腹一直拿捏到下腹部，反复操作 1～3 分钟。

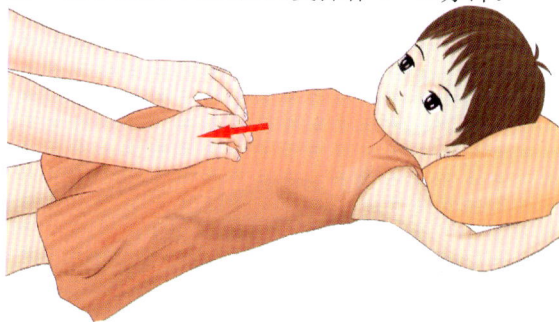

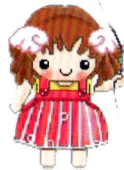

63

7. 将双手拇指分别置于孩子肚脐两旁,稍用力向其两侧分推至腰眼部。反复操作 1～3 分钟,以孩子肚脐两侧的皮肤微微发红、发热为宜。

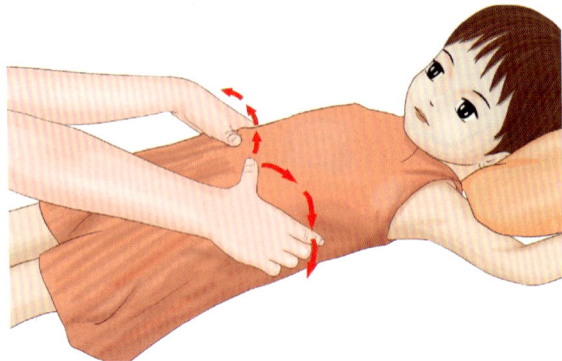

8. 再将双手分别平放于孩子腹部外侧的剑突下,用掌根向下推擦至大腿根部,反复操作 1～3 分钟。

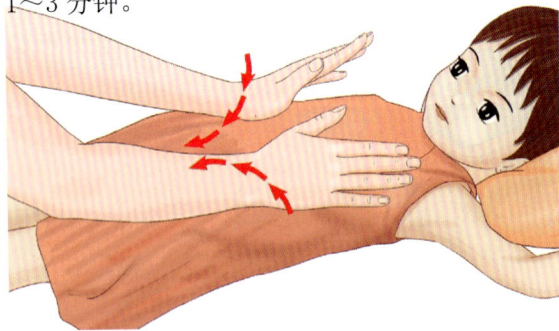

二方:

【取位】

手部肾反射区、手部膀胱反射区、手部输尿管反射区、手部肝胆反射区、手部胃肠反射区、手部肝反射区

【按摩方法】

1. 孩子坐位,一手握住其手腕,用另一手掌心摩擦他的手心,直至手心发热发红,皮肤触感细腻。

2. 用拇指找到孩子手部的各个反射区,用指甲部分稍用力旋推,然后再将拇指垂直,一松一紧地掐捏反射区,掐捏应当有节奏。

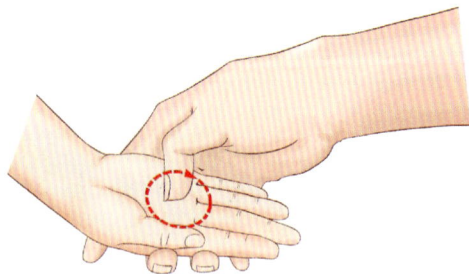

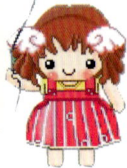

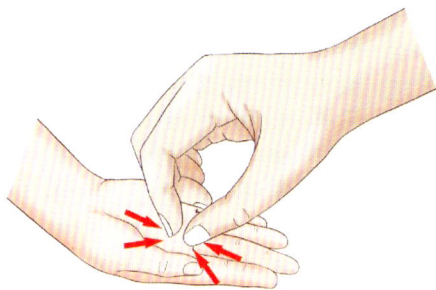

三方：

【取穴】

肾反射区、输尿管反射区、膀胱反射区、肝反射区、胆囊反射区、脾反射区、甲状腺反射区

【按摩方法】

1. 孩子躺在床上，一手握住孩子踝部，一手从脚趾向足跟揉搓，直至双脚发红发热，皮肤触感细腻。

2. 将食指关节弯曲紧扣，拇指的指腹紧贴在食指关节侧面，其余三指握拳，将指关节置于肾反射区施力30秒。

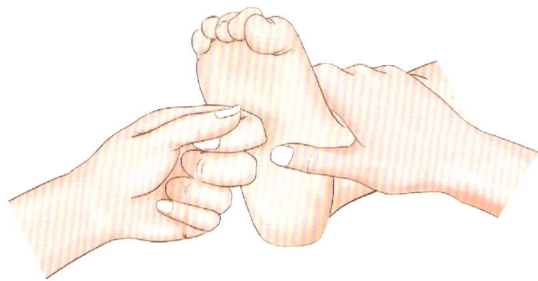

3. 将食指关节移至输尿管反射区和膀胱反射区，用同样手法各按摩30秒。

4. 用拇指自上向下推甲状腺反射区1分钟。

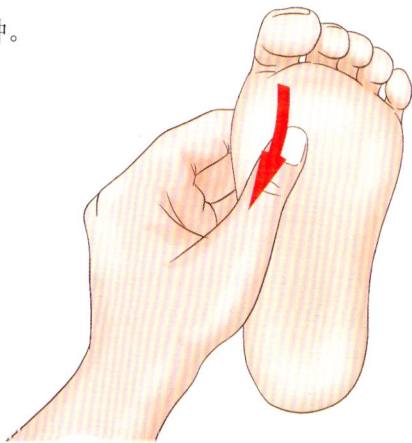

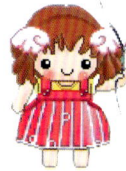

5. 用拇指的指腹分别点压左足的脾反射区和右足的胆囊、肝反射区 1 分钟。

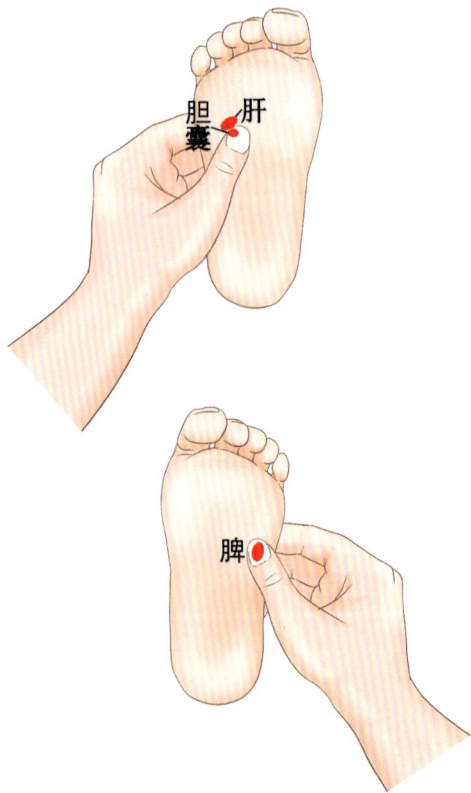

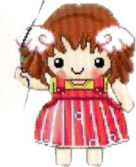

【日常调理】

1. 有的孩子喜欢趴着睡觉，家长们在纠正睡姿前应当先弄清楚，这究竟是一种习惯，还是孩子的肠胃出了问题。因为，有的孩子一旦出现脾胃虚弱、肠道不适，就会下意识地通过趴着，压迫腹部来减轻不适感，家长们一定要多加留意，以免耽误调理的时机。

2. 督促孩子每天坚持适当的体育运动，长久下来能够达到有助于消化，促进食欲，帮助消耗多余热量，预防肥胖等效果。当然，让孩子养成运动的习惯，不要简单地对其进行指令，布置任务，而应该积极配合，和孩子共同坚持锻炼；或者将孩子送到一些他喜欢的运动机构，如舞蹈学习班、武术学习班等，目的不是要求孩子在某方面必须有所造诣，而是保证他们坚持每日的运动量，保证身体健康成长。

【配套食补方】

1. 胡萝卜汤

功效：胡萝卜中含有丰富的维生素，尤其是胡萝卜素 A 的含量非常多，其中还含有较多的维生素 B_2、叶酸等，被称为"平民人参"。其味甘、性平，有健脾化滞、润燥明目等功效，可防治小儿脾胃虚弱所致的消化不良。

材料：胡萝卜 100 克，红糖适量。

做法：用清水将胡萝卜洗净，并切成小丁备用。将沙锅置于火上，放入适量清水，将胡萝卜丁放进锅中，中火炖煮至熟烂。然后加入适量红糖，煮沸后即可食用。

2. 粟米山药粥

功效：粟米可补益脾胃、清热安神，山药能健脾胃、补气阴、利尿益肾，经常给孩子食用粟米山药粥，能防治消化不良。

材料：粟米 50 克，淮山药 25 克，白糖适量。

做法：用清水将粟米淘洗干净；将山药去皮洗净，切成小块待用。将沙锅内放入适量清水，然后加入粟米、山药块，用文火煮至粥烂熟。最后放入少许白糖调味，煮沸即可。

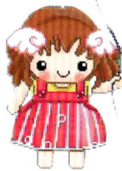

67

♥ 生发阳气，祛体寒的真良方 ♥

很多儿童都属于偏阳虚的体质，这一类体质占了9成以上。而阳虚体质用现代的说法，就是亚健康体质，这种体质的孩子在医院可能什么问题都检查不出来，但却偏偏害怕寒冷，容易感冒，且不容易好。按摩方法能够使气血充盈富足，提高抗寒能力，从而增强儿童对疾病的抵抗力。

一方：

【取位】

阳池穴、关冲穴、内八卦、命门穴

【按摩方法】

1. 一手握住孩子腕部，另一手从掌心内向上推抹，直至上臂与肩膀的交接处，再从上臂外侧向下推抹至手指，如此重复3次。换另一侧，重复相同动作。

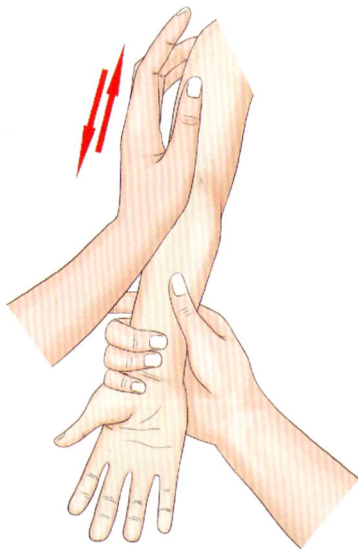

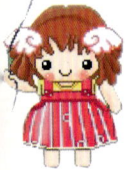

2. 将孩子双手掌心向下平放，双手中指置于儿童双臂腕部的阳池穴上，慢慢按揉 3～5 分钟。

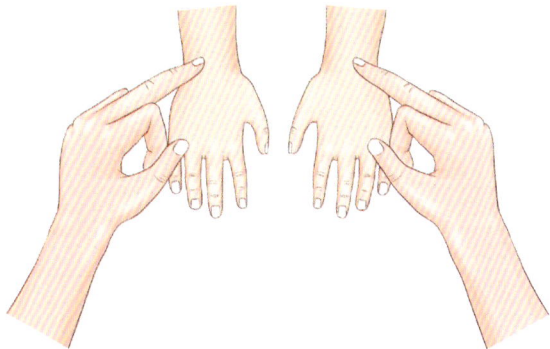

4. 用左手食指、中指、无名指和小指托住孩子手背，用大拇指桡侧面在掌心内劳宫四周做顺时针方向运转 300 次。换另一只手，重复相同动作。

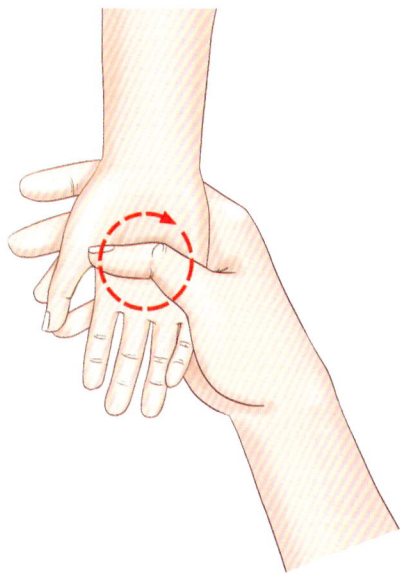

3. 用指甲稍用力掐揉儿童无名指的关冲穴100 次。

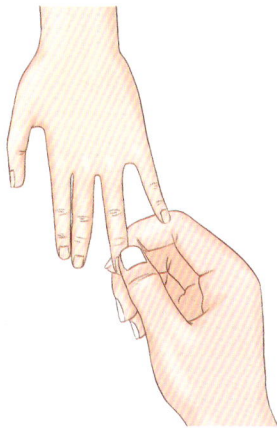

5. 找到命门穴，用拇指点按 1～3 分钟。

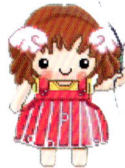

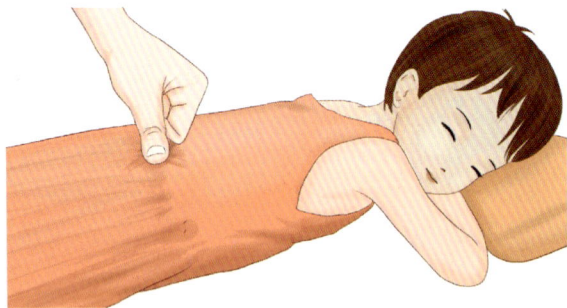

2.在穴位下方找到一根动脉,用手指一松一按交替按压,一直揉至腿脚有热气流动的感觉。换另一侧,重复相同动作。

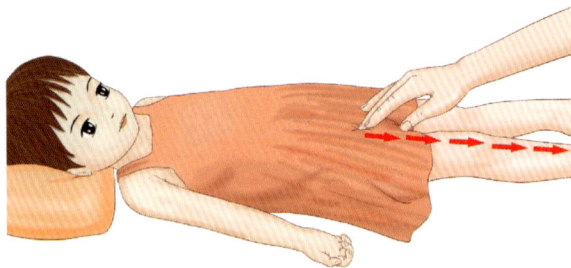

二方:

【取位】

气冲穴、肾俞穴、三阴交穴、复溜穴

【按摩方法】

1. 孩子平躺,妈妈用中指按揉气冲穴300次。

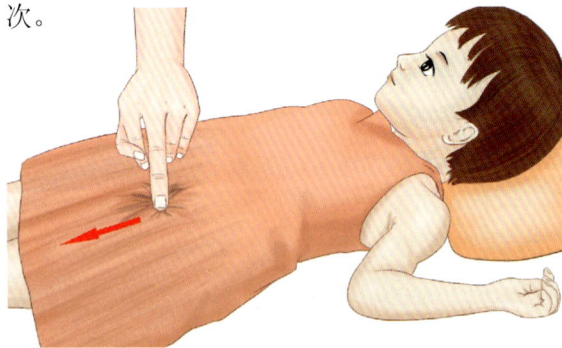

3.用虚掌拍打肾俞穴100次。

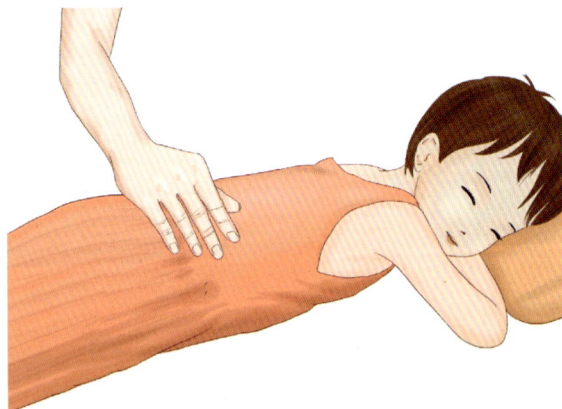

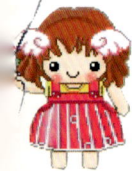

4.用四指握住孩子外踝，再将大拇指垂直按在三阴交穴上，用指端进行一紧一松的按压。按压的同时应配合按揉。3分钟后，换另一条腿，重复相同动作。

5.用手从脚跟后侧包住脚踝，用拇指轻轻旋推复溜穴 50～70 次。换另一条腿，重复相同动作。

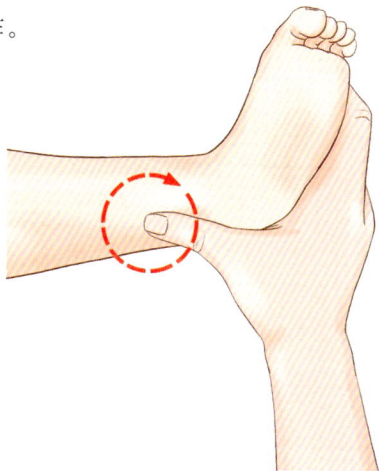

6.用右手掌快速搓揉左足心 100 次。搓到有热感后，用左手掌快速搓揉右足心。最后搓揉每根脚趾 100 次。

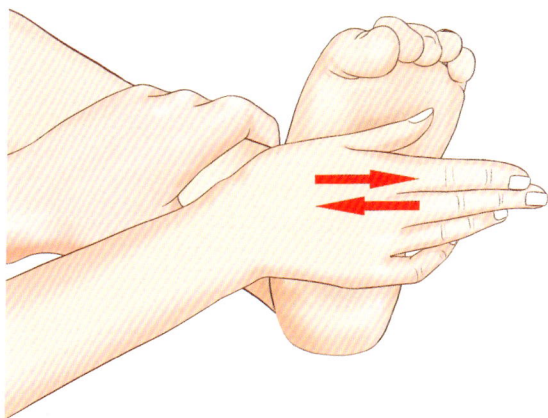

【日常调理】

1.不要吃生冷寒凉的食物。生冷寒凉的食物都会损伤体内阳气，尤其到了夏天，许多孩子酷爱冰激凌和冰镇饮料，其实这些食物都会导致体内阳气的流失，对身体和成长毫无好处，应该抵制。另外，可以让孩子喝一些姜水来补充阳气。

2.每天睡足 8 小时。古人流传下来一句话——"天人合一"，这其实是一种养生方法。日出而作，日落而息的生活方式，才有利于儿童的身心健康，睡眠不足最伤孩子阳气。因此，要保证孩子一

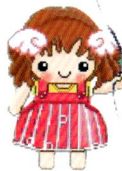

71

天睡够 8 小时。

【配套食补方】

1. 杞子红枣煲鸡蛋

功效：此款佳肴有补阳气，补虚劳，益气血，健脾养肝，益脑补肾等效果。

材料：杞子 15 克、红枣 6 枚、鸡蛋 2 个（带壳），红糖适量。

做法：杞子、红枣、鸡蛋（带壳）一同放入清水中煲。蛋熟后去壳，把蛋放入汤汁中再煲 10～15 分钟，加红糖即可。

2. 羊肉豆腐汤

功效：羊肉具有益气补虚、温中暖下，对于改善身体虚冷有很好的效果。羊肉和营养丰富的豆腐搭配，使得此款佳肴更加美味可口，温补效果更加突出。

材料：羊肉 100 克，豆腐 200 克，生姜 15 克，油、盐各适量。

做法：将羊肉洗净切片，豆腐切块，生姜切丝。急火加油、盐、姜丝、羊肉爆炒 10 分钟。锅内加水煲之，肉熟后放入豆腐再煮 10～20 分钟，最后加盐。

3. 豆瓣鲤鱼

功效：鲤鱼味甘、性平，为补益利水养生之品。这款菜肴特别适合虚弱体质、阳气亏虚的儿童食用。

材料：鲤鱼肉 250 克，色拉油、葱末、姜末、蒜末、豆瓣酱、酱油、料酒、白糖、湿淀粉各适量。

做法：将带骨鲤鱼肉洗净切块。将色拉油入锅，油热时下鱼块炸黄捞出。锅中留少许油，下葱末、姜末、蒜末、豆瓣酱煸香，加酱油、料酒、白糖、鱼块，鲜汤入味，加味精，用湿淀粉勾芡即成。

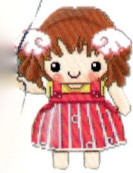

少积毒，孩子排泄更通畅

每天排便一次，可以将孩子体内代谢的废物排出体外。不过想要使肠胃功能较弱的孩子排便顺畅，除了家长帮助他们养成良好的排便习惯外，还应当对其进行有效的按摩，以促进肠道蠕动，增强排便意识，避免毒素在体内的堆积。

一方：

【取位】

中脘穴、关元穴、大横穴、腹结穴、三阴交

【按摩方法】

1.孩子平躺在床上，妈妈将双手食指、中指和无名指握在手心，小指置于关元穴，拇指置于中脘穴，其余三指指节突出部位置于大横穴，双手同时用力做上下快速的颤动动作。动作要快，每分钟超过150次，每次3～5分钟。

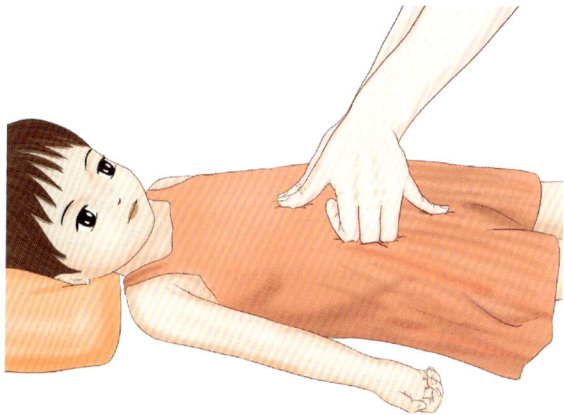

73

2.将孩子的左腿慢慢抬起，向腹部方向压，

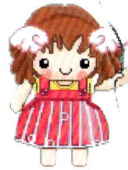

妈妈左手拇指按压左腿的三阴交穴,右手轻轻按摩腹部,时间为 3~5 分钟。前后屈伸左腿,右手继续按摩腹部。换另一侧重复相同动作。

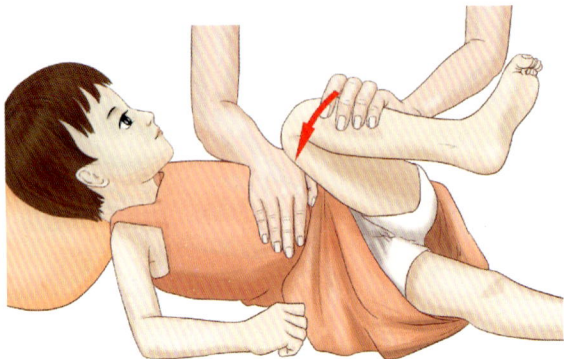

上向下,重复 18 次。

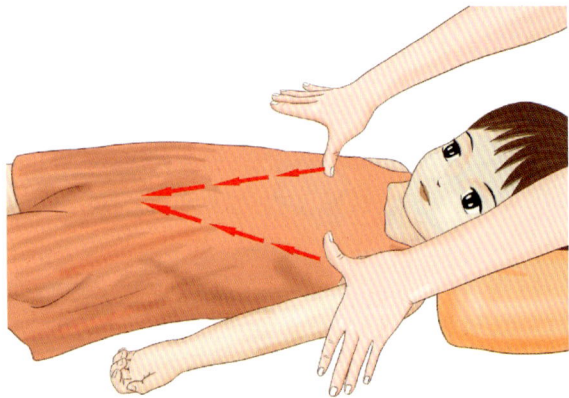

2. 用中指的指腹置于天枢穴、气海穴、肓门穴,顺时针点揉 72 次。

二方:

【取位】

膻中穴、中极穴、天枢穴、气海穴、肓门穴、合谷穴、支沟穴、内庭穴、三阴交穴

【按摩方法】

1. 将拇指置于孩子胸部的膻中穴,沿着两乳头直线向下推抹至下腹中极穴,推抹方向始终由

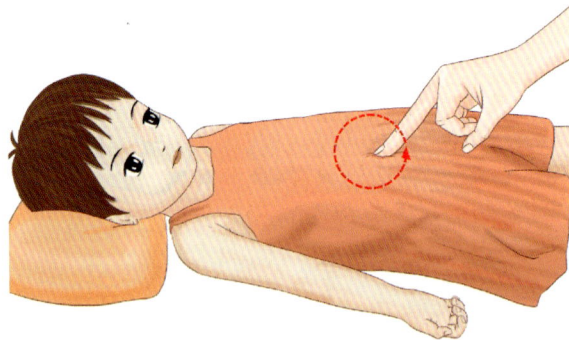

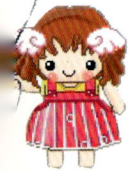

74

3.双手拇指交替按揉孩子双手合谷穴、支沟穴各 72 次。再用同样手法,按揉下肢的内庭穴和三阴交穴各 72 次。

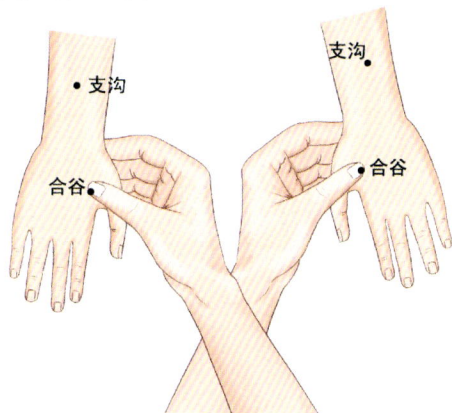

【日常调理】

在孩子排便前及其过程中,也可以进行按摩。在排便前,妈妈先将手掌搓热后,然后在腹部逆时针按揉 15 圈;排便时可将十指并拢,从左上腹向左下腹来回做直线按摩。

【配套食补方】

1.小米香菇粥

功效:小米能健脾胃,鸡内金可助消化,香菇能健脾胃、助食。

材料:小米 50 克,香菇 50 克,鸡内金 5 克。

做法:用清水将小米淘洗干净,将香菇洗干净后,切成碎末备用,鸡内金洗净。在沙锅内放适量的清水,下入小米、鸡内金,用文火煮成粥。然后取其汤液,同香菇煮至熟烂,分次饮用。

2.山楂饼

功效:山楂含大量维生素 C 和酸性物质,能够有效促进孩子的胃液分泌,增加胃中酶类,从而助消化、排便。

材料:鲜山楂 300 克,淮山药 300 克,白糖适量。

做法:将山楂洗净,去皮、去核。削掉山药的皮,洗净,切块备用。将山楂、山药块、适量白糖一同放入碗内,上笼蒸,蒸熟后压制成小饼,即可食用。

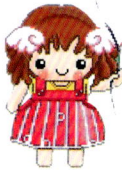

3.两米粥

功效:大米含丰富的淀粉、蛋白质、脂肪、维生素等物质,其味甘、性平,健脾胃、补中气、养阴生津。小米富含蛋白质及脂肪,可健脾和胃、益肾。

材料:小米 50 克,大米 25 克。

做法:用清水分别将小米、大米淘洗干净。锅中放入适量清水,置于火上。开火后,下入大米、小米,先用旺火将锅内烧沸,然后改为文火将粥煮至熟烂即成。分次食用。

宣肺通窍,呼吸轻松又顺畅

儿童的鼻腔发育还没有完全成熟,黏膜比较脆弱,很容易受到外界环境中存在的细菌、粉尘的感染,引发一系列呼吸疾病。当他们出现呼吸不通畅等症状后,容易用嘴呼吸,结果造成"引菌入嘴"。除了鼻腔受损外,心、肺发育不完善也会导致呼吸不畅。例如,肺部发育不全,使肺活量无法达到宝宝呼吸的要求,导致胸闷憋气,并出现"呼哧"声。

因此,想要使孩子的呼吸一直顺畅无阻,除了要增强鼻黏膜的功能之外,还要提高心肺功能,让他们从里到外都能享受到新鲜的空气。

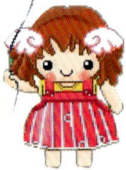

76

一方:

【取位】

印堂穴、太阳穴、迎香穴、山根

【按摩方法】

1. 孩子仰卧，妈妈将双手拇指的指腹分别置于眉间印堂穴，交替按摩该穴位 10～15 次，然后向上缓缓推抹直至发际，如此反复操作 15～30 次。

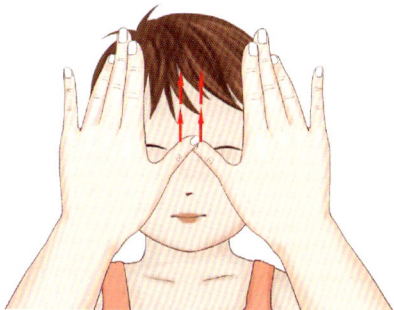

2. 手指返回印堂穴，再从印堂穴沿着眼眶分推至两侧的太阳穴，反复操作 15～30 次，再按揉太阳穴 1 分钟。

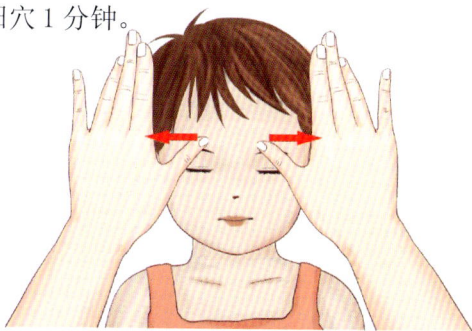

3. 按揉完毕后，按摩者在眼眶骨边找到一个极浅的小坑，再用双手食指在上面稍用力上下揉动 100～200 次。

4. 用手指的指腹点揉鼻翼两侧的迎香穴 1～3 分钟。

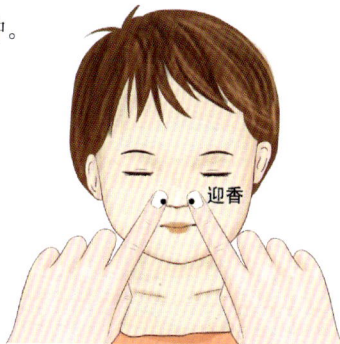

5. 用食指的指腹在鼻翼两侧做上下推擦动

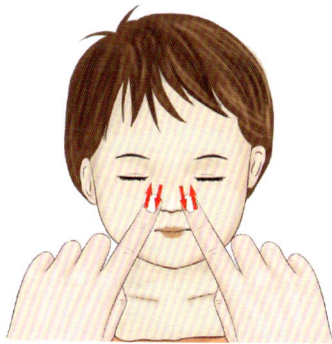

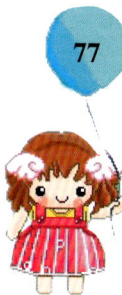

77

作,当孩子面部出现局部发红、发热时,按摩者用拇指和食指捏住两侧鼻翼,有节奏地向下拉10~15次。

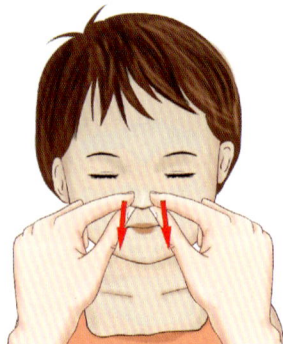

6. 捏住鼻中隔软骨,并下拉 12 次,最后掐山根 3 次。

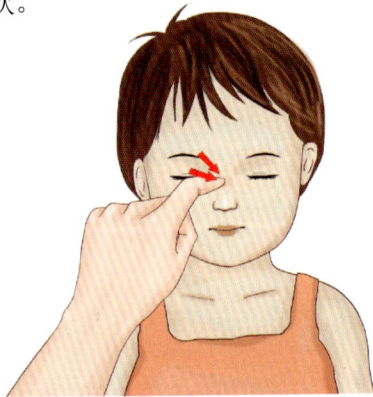

二方:

【取位】

天突穴、膻中穴、天池穴、肾俞穴、肺俞穴、命门穴、极泉穴

【按摩方法】

1. 孩子仰卧,妈妈用指腹按揉天突穴 1 分钟,然后慢慢下推至膻中穴并按揉 1 分钟。

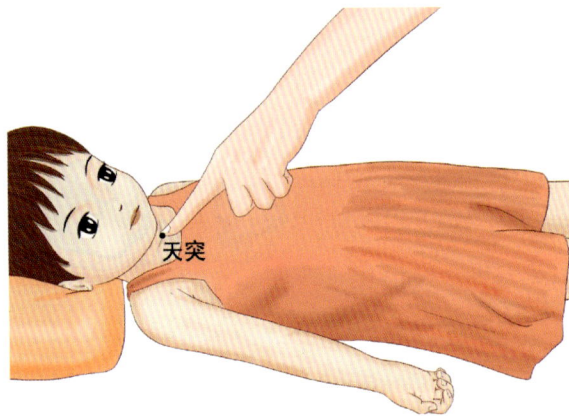

天突

2. 妈妈将四指并拢,用指腹从咽喉部向下推抹至剑突部位,反复操作 3~5 次。

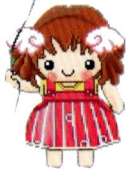

剑突

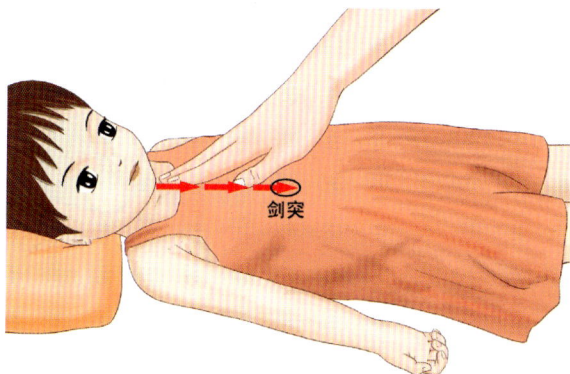

3.妈妈将四指并拢,用指腹点揉两侧天池穴各1分钟。

4.将双手掌心贴在宝宝锁骨下缘,左右平擦

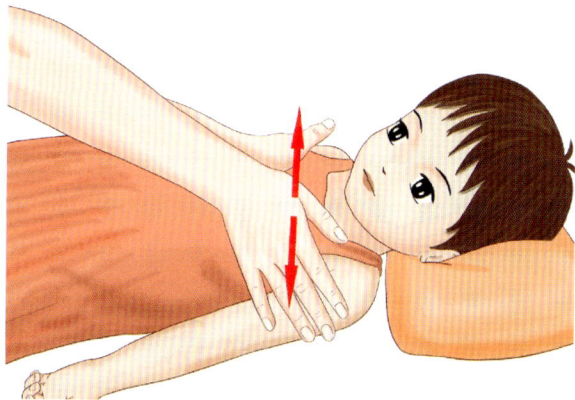

1分钟,然后向下移大约半掌的距离,继续平擦。如此反复操作,直至擦到肋骨的最下端,使宝宝的整个前胸微微发红、发热。

5.用双手同时捏拿孩子两侧的胸肌20次左右。

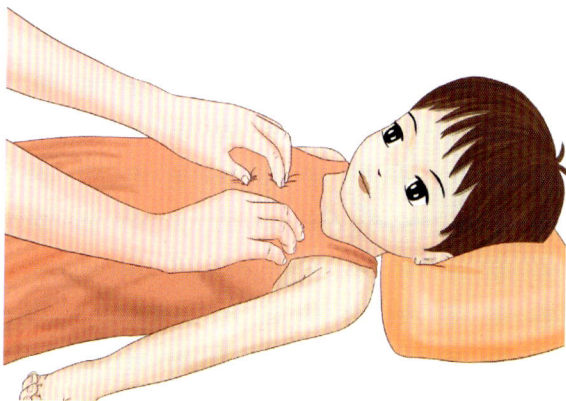

6.用手掌沿着肋骨的轮廓,向身体两侧推压数次。

7.孩子改坐姿,妈妈用空掌轻轻拍打两侧胸部,然后拍打上肢(先左后右),手臂的前后、内外都要拍打到,每个侧面反复拍打3~5次。

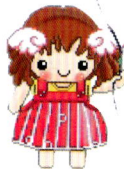

79

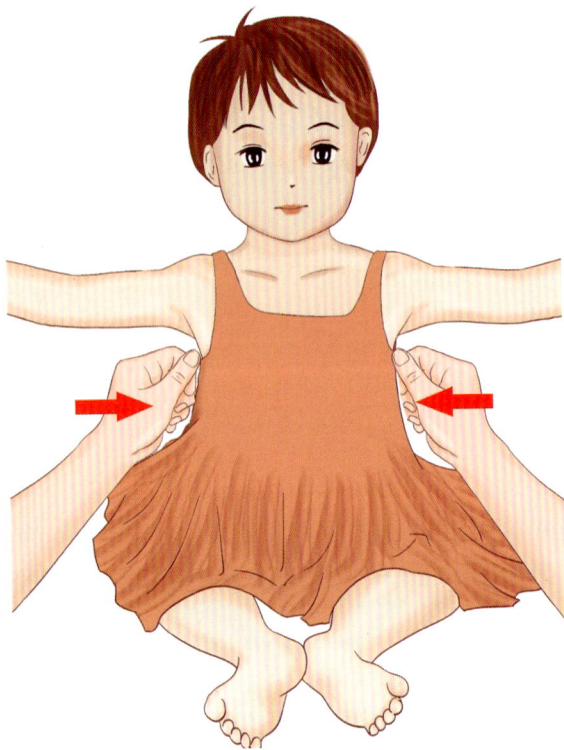

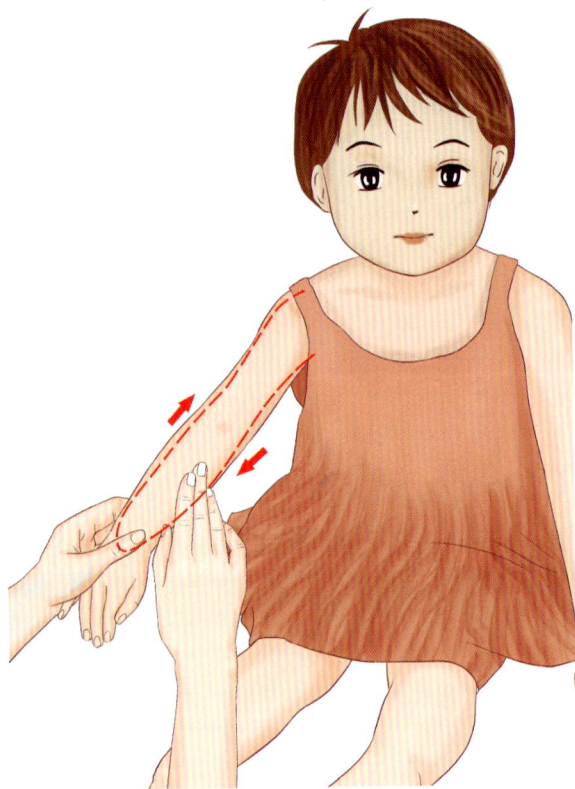

8. 从腋下的极泉穴一直揉至手腕,再从手腕揉至肩膀中央的位置,双臂交替揉共60次。

9. 孩子改俯卧,妈妈用相同力度拍打肩膀及腰背部,并用一条热毛巾擦背。擦背的顺序是:先

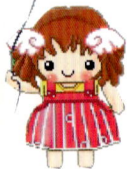

擦颈部和肩膀,再斜擦整个后背,最后横擦腰部,每个部位擦1～2分钟,以皮肤发红微热为佳,肾俞穴、肺俞穴和命门穴要重点擦。

10. 拍打孩子的下肢,前后、内外都要拍打到。

【日常调理】

提高心肺功能的方法除了按摩之外,还包括食疗、运动等,不过年纪尚小的孩子并不适合大运动量的锻炼,家长们不妨以散步代替。带着孩子经常在空气清新的公园里散步,可以提高其肺部通气量,促进呼吸功能发育。除此之外,散步还能帮助孩子适应天气变化,对增强抗病能力、提高体质有很大的好处。

【配套食补方】

1. 雪梨川贝冰糖汁

功效:本汤品汁甜味香,每天1剂,分2～3次吃完。雪梨和川贝母、桔梗、菊花都具有辛凉解表,止咳去痰的功效。一起熬制,还能用于发热咳嗽、气促鼻扇、口渴苔黄等症。

材料:雪梨1个,川贝母、桔梗各3克,菊花10克,冰糖20克。

做法:将雪梨洗净,去皮去核,切成片备用。将川贝母、桔梗以及菊花一起装入准备好的纱布包中,扎紧,放入沙锅内。然后在锅中加入适量的清水,用小火煮开20分钟。然后,拆掉纱布包,留药汁待用。将雪梨片放入锅中,加入药汁和冰糖,用小火煮开。直到梨熟糖融化后,即可食用。

2. 百合杏仁猪肺

功效:汤色乳白,质地嫩香。具有很好的补肺益脾,止咳化痰之功效。

材料:鲜猪肺500克,杏仁12克,党参20克,百合60克,料酒10克,姜5克,葱5克,精盐、胡椒粉、鸡汤适量。

做法:将猪肺用清水反复灌冲、挤压,冲去血污,再切成两块,在清水中反复泡洗干净,沥干水,入锅煮熟,捞起切小块待用。将杏仁去皮及

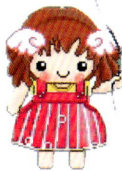

81

尖，百合逐一剥下瓣，去老瓣，取鲜嫩的瓣，去掉皮膜，放入清水中浸泡去苦味，2 小时后捞起。党参去灰，姜、葱洗净，分别切片及段待用。取一大蒸碗，将杏仁、党参、百合瓣、葱段、姜片、料酒、精盐、鸡汤加入，加盖，入笼蒸 30 分钟取出，加入胡椒粉调好味，即可食用。

好胃口，让孩子吃嘛嘛香

好胃口、吃得香，孩子才能摄食丰富的食物，从中吸收生长发育所需的营养元素。但是很多孩子都有挑食、偏食的毛病，还有的孩子摄食量太少，这些现象都会严重影响机体对各种营养素的吸收，导致发育不良。按摩，可以为孩子"开胃"，让孩子吃嘛嘛香，使营养素源源不断地输送到身体内。

一方：

【取位】

腹部、手部、背部脊椎、少商穴、大鱼际、足三里、脾俞穴、胃俞穴、板门穴、涌泉穴、腰眼穴、劳宫穴、内八卦

【按摩方法】

1. 将孩子拇指屈曲，用拇指的螺纹面沿着孩子的拇指和食指的外侧边缘，从指尖向指根直推 100～300 次。

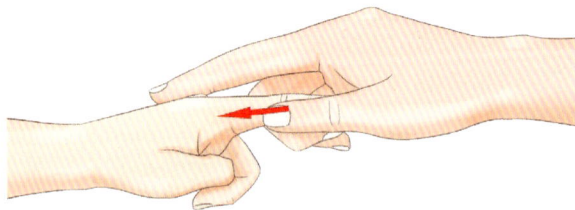

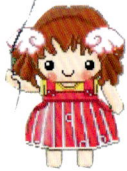

2. 用中指和食指指腹，从孩子肘关节内外两侧直推腕关节各 200 次。

3. 用中指点揉孩子大鱼际、板门穴、劳宫穴各 100～300 次。

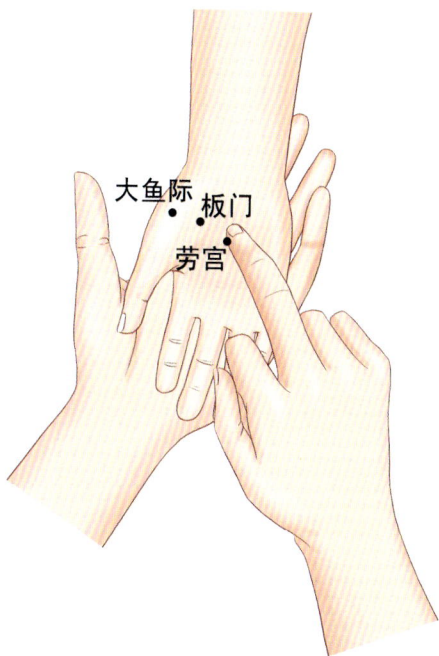

大鱼际
板门
劳宫

4. 在手心按顺时针方向运内八卦 100 次。

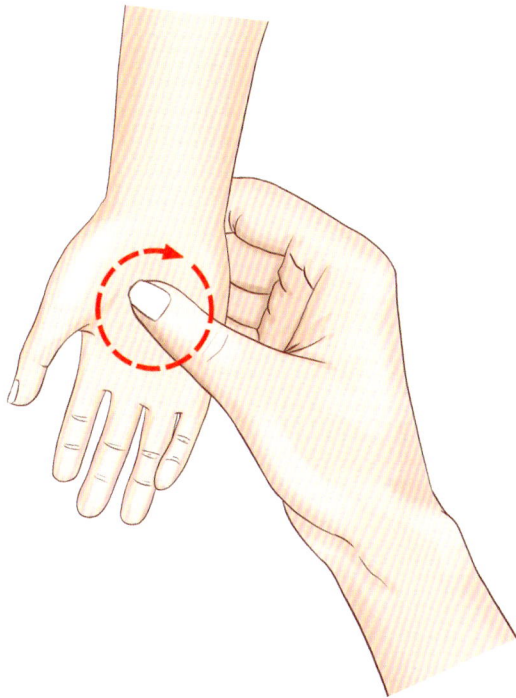

83

5. 妈妈以手掌大鱼际为轴心，在孩子肚脐上方的中脘穴、天枢穴按顺时针方向和逆时针方向各揉 3 分钟。

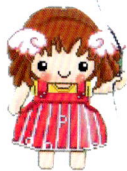

8. 孩子俯卧,妈妈将手对搓热后,紧贴在腰眼处稍停片刻,然后稍用力,向下搓到龟尾部位50～100遍。

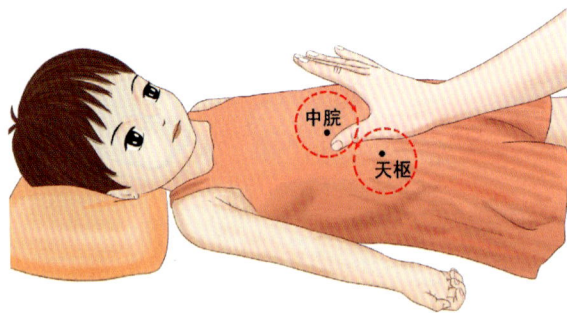

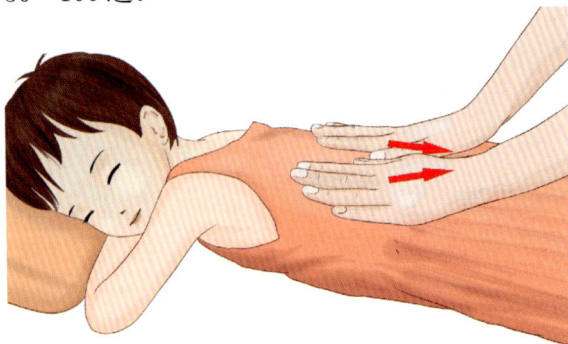

6. 妈妈用手掌大鱼际从孩子腹部中央向两侧分推 100 次。

7. 用中指指端由下向内按揉孩子天突穴 30 次,按揉的节奏以孩子的呼吸为准。

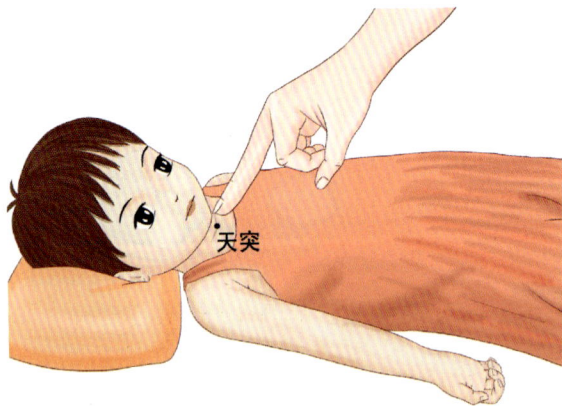

9. 双手轻握拳,用拳眼或拳背旋转按摩孩子腰眼处,每次 5 分钟左右。

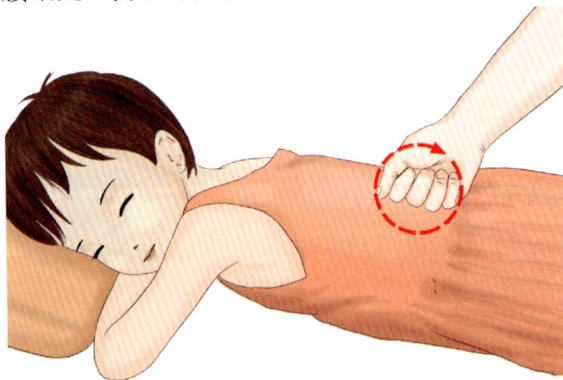

10. 在孩子背部沿着脊椎从上至下轻轻抚摩几次，然后自颈部开始捏脊椎上方的皮肤，直至尾骨，捏一遍后，再重复第二遍。此时捏三下将皮肤向上提一下，以后交替进行。然后将第一、二遍的手法重复进行，共 7 次。

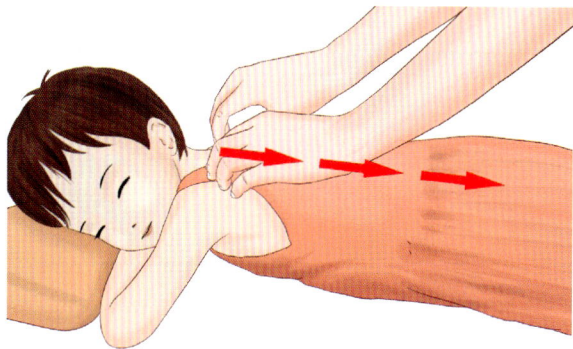

11. 按揉背部的脾俞穴、胃俞穴各 1 分钟，点揉足三里和涌泉穴各 100 次。

【日常调理】

1. 按摩后半小时内饮用 150～250 毫升的温开水，然后让孩子仰卧 5～10 分钟，休息片刻再起身。

2. 按摩后饮食应清淡，不要为了增强食欲而喂食果汁等饮品，以免造成儿童腹部胀气，引起各种不适。

【配套食补方】

马蹄烧香菇

功效：马蹄和香菇搭配，不仅味美口感好，还有补脾养胃，消积清热之功效。适用于食欲不振、烦热口渴、脾胃阴虚等症。

材料：马蹄 300 克，发好的香菇 100 克，味精 2 克，料酒、淀粉各 10 克，酱油 5 克，姜 6 克，精盐 3 克，鸡汤、花生油各适量。

做法：将发好的香菇洗净，沥干水，切片备用。将马蹄去皮洗净，切片备用。把姜洗净，切末备用。锅烧热，放入花生油烧至七成热，将香菇、马蹄一起倒入，炒香后再放入姜末、料酒、酱油、精盐炒入味。然后加入鸡汤，用小火烧至汤汁浓，再加入味精。最后用水淀粉勾芡，起锅装入盘中即可。

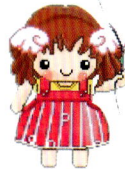

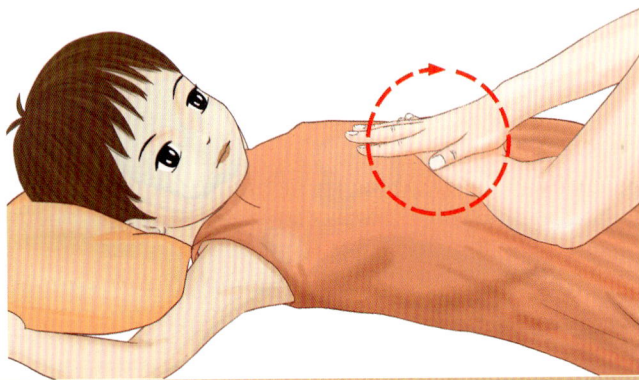

Part 5

第五章

想要孩子长得高，骨骼肌肉第一位

管好体重，不做"小胖墩"

如今，有很多儿童成了名副其实的"小胖墩"，他们体内脂肪的贮存量，已经远远超过同年龄孩子的正常值，通常以超过同年龄、同身高的正常体重20%者称为肥胖症。

现代医学认为，形成"小胖墩"的原因有遗传、某些内分泌发生改变、饮食过度、精神抑郁、活动过少等。中医学认为，暴饮暴食、劳逸不当等使脾胃的运化功能失常，痰湿积聚于体内而导致肥胖症。

一方：

【取位】

中脘穴、天枢穴、气海穴、足三里穴、丰隆穴、合谷穴、脾俞穴、胃俞穴、小鱼际、脐周

【按摩方法】

1. 孩子仰卧，妈妈用右手的小鱼际逆时针按揉孩子的中脘穴5分钟，力量宜稍重。

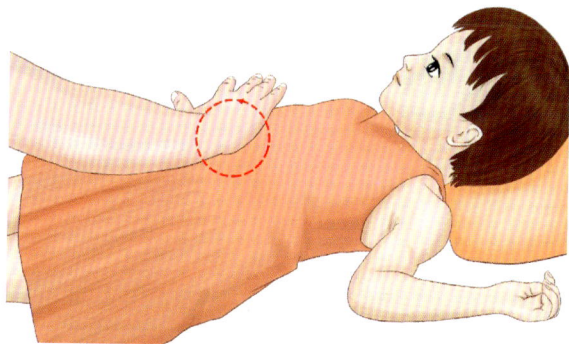

87

2. 以双手大拇指按照顺时针方向揉孩子的

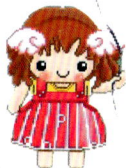

天枢穴 1～3 分钟。

3. 孩子坐位,妈妈将双手大拇指、食指、中指三指相对,在孩子能够承受的范围内稍加用力,

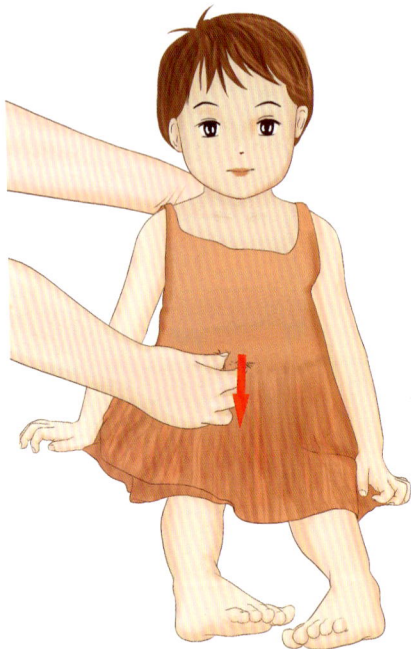

10～20 次。

4. 以拇指指腹点揉孩子的气海穴 1 分钟。

5. 以双手全掌,顺时针按揉孩子腹部的脐

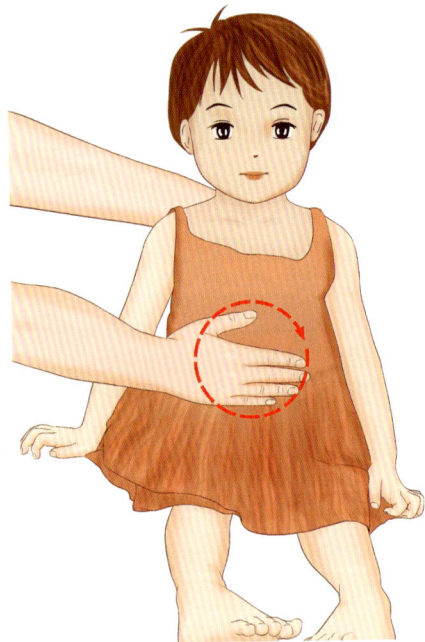

提拿脐上到脐下部位的肌肉组织,在拿起时可配以捻压的动作,放下时动作应缓慢,反复操作

周,交替摩动 10～20 次。

6. 以拇指点按孩子的足三里 1～3 分钟。

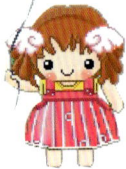

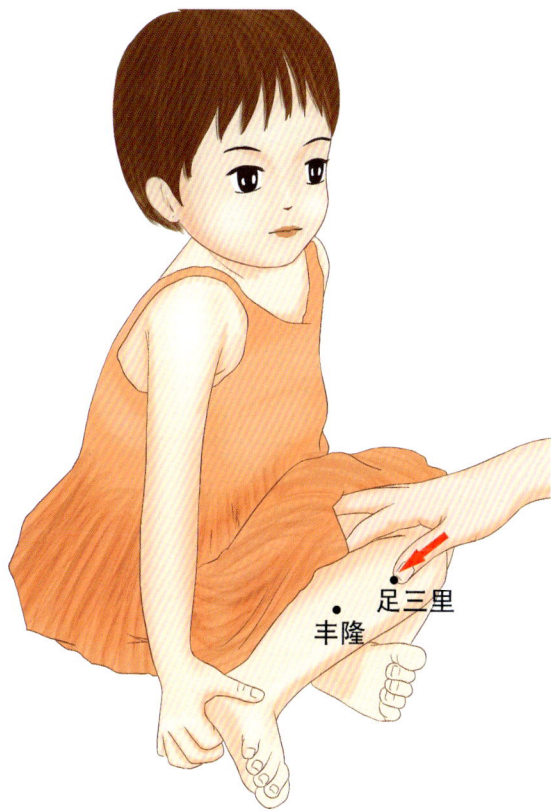

足三里

丰隆

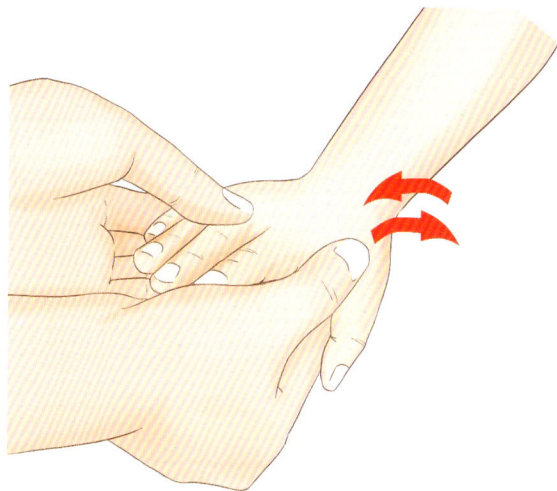

7. 点按孩子的丰隆穴 1～3 分钟。

8. 弹拨孩子的合谷穴 10～15 次。

9. 孩子俯卧，妈妈以拇指按揉其脾俞 1 分钟。

10. 按揉孩子胃俞 1 分钟。

89

二方：

【取位】

升结肠、横结肠、降结肠、全身主要淋巴点、脾俞穴、肝俞穴、大肠俞穴、肾俞穴、三阴交穴

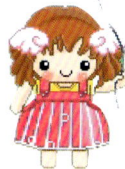

【按摩方法】

1.孩子仰卧,妈妈双手掌心同时在腹部揉按 1~2 分钟。

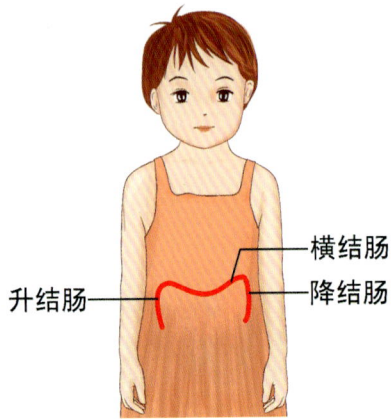

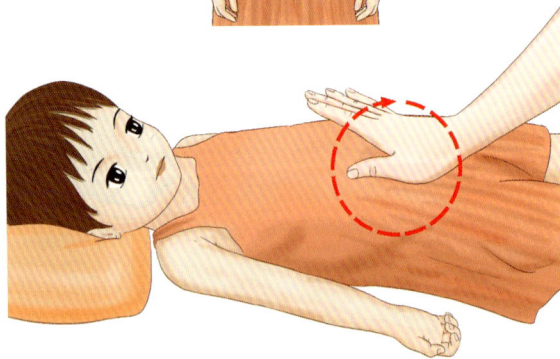

2.用掌根及掌心部位,以顺时针方向沿着升结肠、横结肠、降结肠的部位按揉 3~4 分钟。

3.按摩孩子全身主要淋巴点,方向是由下向上推 20~30 分钟。

4.直推背部俞穴群,重点揉按脾俞穴、肝俞穴、大肠俞穴、肾俞穴,以皮肤发红、发热为限。

横结肠

升结肠

降结肠

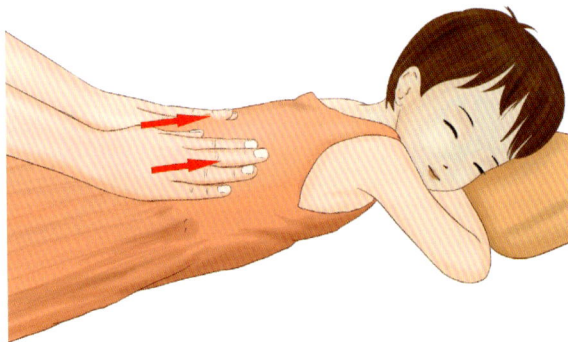

5.点揉三阴交穴 2 分钟,接着用手掌摩擦背部与肩胛骨之间的部位,以皮肤发红、发热为宜。

【日常调理】

1.家长为孩子制定一日三餐的时间,如需加

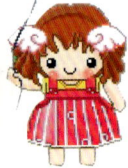

认清孩子的发育状况

从出生到成年，儿童一直处在一种不断生长发育的过程中，不管是形体上、生理上还是病理上，都和成人有着明显的不同。通常来说，年龄越小，身体的差异就会表现得越明显。

1.发育迅速

中医认为，虽然儿童的形体和生理等方面都远不及成年人，但是他们生机旺盛，发育速度非常快。年龄越小，这种特征表现得就越突出。处于生长发育期的儿童对水谷精气的需求非常迫切，也就是说对营养的需求量要远远高于成年人。

2.脏腑娇弱

儿童的肌肤较之成年人要柔嫩得多，脏腑也都非常娇弱，导致内脏的精气不足，卫外功能不强，而且筋骨不强，气血未充，经脉未盛，阴阳二气均属不足。因此，中医提出了"稚阳未充，稚阴未长"的说法。

3.生理功能不全

儿童的生理功能不完善。一旦生病，病情就会迅猛发展，并根据体质及病因不同，表现为易虚、易寒、易实、易热。如果调治不当或者不及时，就会轻病变重，重病转危。

4.抵抗力差

儿童的生理特点决定其对外界环境的适应极其被动，机体无法很好地自动调节寒温，饮食自洁能力也很差。在此情况下，一方面极易为外

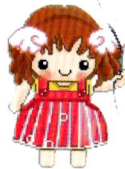

91

💛 按摩夹脊穴,孩子在长高 💛

夹 脊穴与脏腑密切相关,是孩子体内脏腑与背部体表相联通的点,其联系途径主要以督脉和足太阳膀胱经为基础。

督脉与肾、脑、心及胞中有密切联系。《素问•骨空论》描述督脉属络肾脏,络脑、贯心。就其功能而言,督脉为阳脉之海,手足三阳经气皆会于督脉,它能统摄调节全身阳气,维系全身元阳。中医学将人体的一切功能活动都看作阳气的表现,因此督脉也被称之为诸阳之会。足太阳膀胱经络肾,属膀胱,与心、脑等脏腑直接发生联系,为一身之巨阳,头背部乃诸阳经统率诸阴经会合之处。从某种意义上讲,足太阳膀胱经是五脏六腑的统领联络经脉。

由此可见,按揉夹脊穴,不仅有助于让孩子长高,还对五脏六腑有很好的保健功效。

一方:

【取位】

夹脊穴

【按摩方法】

1. 孩子俯卧,妈妈先用干净、温暖、指甲短滑的双手,轻轻地在孩子腰背部推抹数遍。

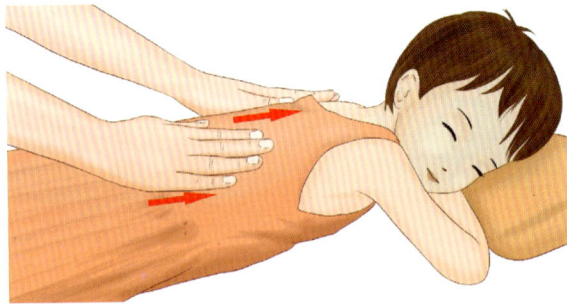

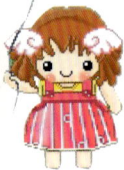

2. 用食指和中指轻轻夹起孩子尾椎两旁的皮下组织，由腰部开始向肩颈部进行一松一紧的捏法按摩。到颈部算一次，每天捏脊 6～9 次即可。

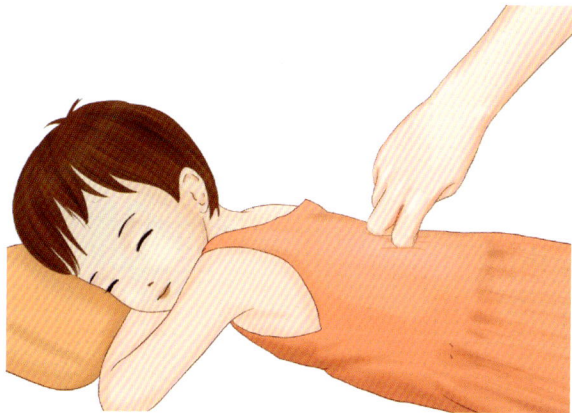

二方：

【取位】

腹部、百会穴、三关、脾经、肺经、肾经、肝经、心经、膀胱经、涌泉穴、命门穴、肾俞穴

【按摩方法】

1. 每天按揉孩子的百会穴 20～50 次。

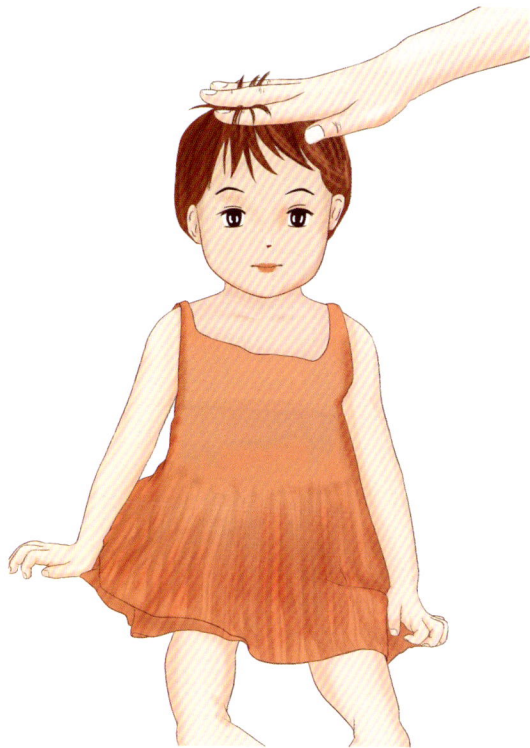

2. 每天给孩子推三关 100～300 次。

3. 补脾经、肺经、肾经，或泻肝经、心经，各 100～200 次。

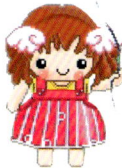

93

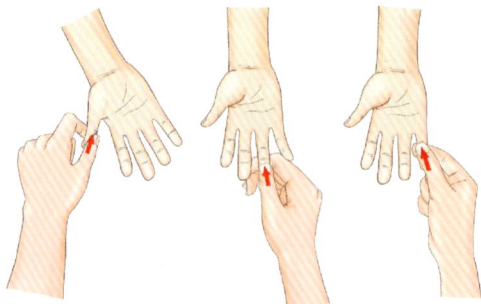

补脾经　　　补肺经　　　补肾经

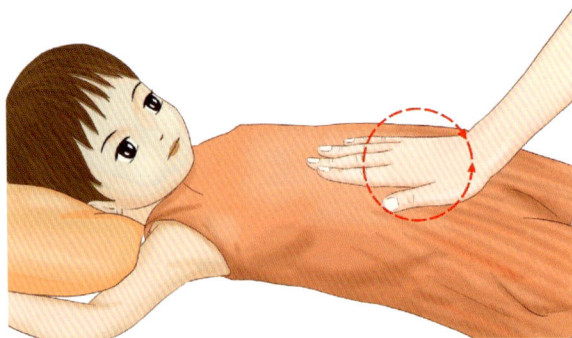

4. 每天为孩子顺时针揉腹 1 分钟, 逆时针 1 分钟。

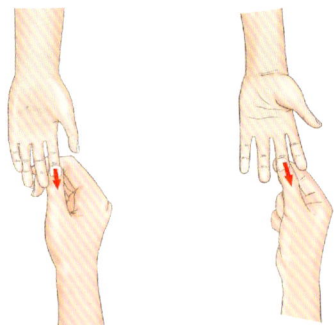

泻肝经　　　泻心经

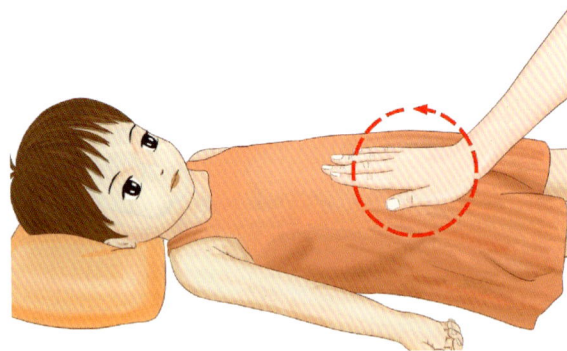

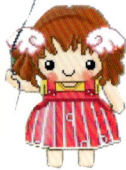

5. 每天对孩子的背部从下向上搓背，以皮肤微红发热为度。从上到下按揉膀胱经各穴位。

6. 向上捏脊 30～50 次。

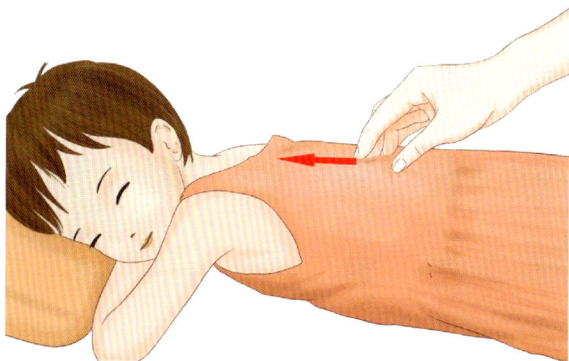

7. 揉双脚底的涌泉穴 30～50 次。

8. 再重点按摩背部的命门穴、肾俞穴各 4～5 分钟。

【日常调理】

1. 据研究，跳远有助于儿童长高，立定或助跑跳远都有效果。起跳时的踏跳一定要有力，在空中的瞬间挺膝展髋，双臂上伸，最大限度的展体；落地时前脚掌着地，注意要屈膝缓冲，以免伤到膝盖。可根据孩子体质的情况做 7～10 次，中间应该适当休息。

2. 每天拉腰背也能有效地帮助儿童长高。坐在垫子上，两腿向前伸直，双脚并拢着地，收腹含胸，躯干尽量前屈，接着伸颈、低头，双臂一起前伸，摸到脚尖最好。每组做 8～12 次，3～4 组为宜。需要提醒的是，在做这套动作的时候，要由慢到快，动作幅度由小到大，以防韧带拉伤。

【配套食补方】

1. 黄芪猪肝汤

功效：每 100 克猪肝含有 21 克蛋白质、11 毫克钙以及多种维生素。猪腿骨也含有多种无机元素，再配以黄芪和五味子，非常有利于蛋白质、钙、磷等成分的吸收，对孩子骨骼的发育甚为有利。

材料：黄芪 30 克，五味子 3 克，生猪肝 50 克，猪腿骨 500 克。

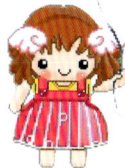

做法：将猪肝用清水洗净，然后切成薄片备用。再将猪腿骨用清水洗净，与黄芪、五味子一起放进装有适量清水的沙锅里用武火煮沸，然后改为文火再煮一个小时，期间滤去骨渣和药渣。最后将备用的猪肝片放进已煮好的汤内煮熟，同时加入盐、鸡精调味，待温，吃猪肝喝汤。

2.鸡肝蛋皮粥

功效：每 100 克鸡肝中就含有 18 克蛋白质、21 毫克钙及丰富的维生素 A。鸡蛋含有孩子成长所必需的卵蛋白、卵球蛋白，还有丰富的钙、磷等无机盐，是增高的理想食品。

材料：鸡肝 50 克，鸡蛋 1 个，大米 100 克。

做法：先将大米用清水洗净，放入备有适量清水的沙锅内煮，直至大米开花。然后再将鸡肝洗净并剁成泥状，用适量的香油炒热，备用。鸡蛋去壳打匀，放进热锅中，加入少许的香油制成蛋皮，盛出切碎。最后将热鸡肝、鸡蛋皮一起放进粥内，煮至粥稠，加盐、鸡精等调味料。

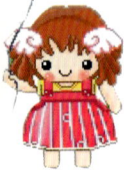

按揉儿童躯体，充分锻炼骨骼

孩子的骨骼要比成人柔软得多，且富有弹性，特别是 6 岁之前的儿童，他们颈前曲、腰后曲以及胸前曲都还没有发育完全，没有定型，此时对其进行正确的按揉，能使骨骼得到充分的锻炼，还可以帮助他们养成正确的站卧姿势，避免含胸驼背。

一方：

【取位】

命门穴、肾俞穴、志室穴、胃俞穴、脾俞穴

【按摩方法】

1.孩子俯卧，妈妈将拇指置于脊柱，按照从下向上的方向按摩，经过命门穴时重点按摩 100～300 次。

2.重点按揉肾俞穴 100～300 次。

3.重点按揉志室穴 100～300 次。

4.重点按揉胃俞穴 100～300 次。

5.重点按揉脾俞穴 100～300 次。

6.孩子仰卧，妈妈轻轻活动手腕，尽量使双手放松，将双手掌根部置于儿童上腹部位置，从胸廓外按摩至双肩，再向下按摩至胸部中央。

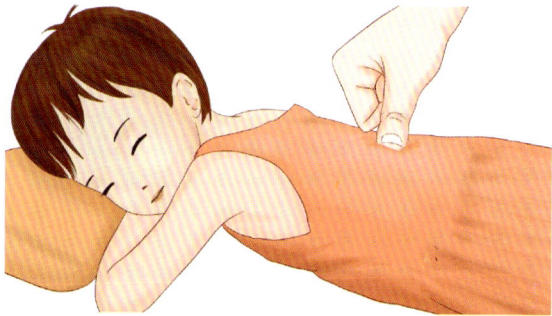

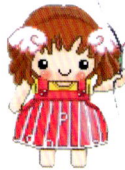

97

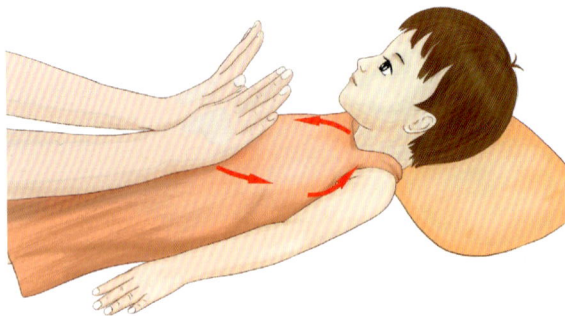

7. 顺着肋骨的轮廓向两边推压。

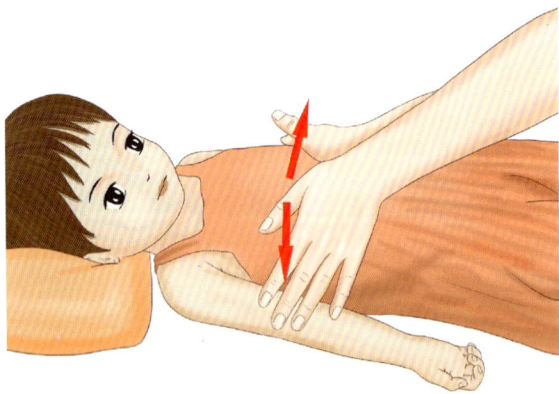

方法二：

【取位】

中脘穴、天枢穴、关元穴、大肠俞穴、秩边穴、承扶穴、殷门穴、委中穴

【按摩方法】

1. 孩子仰卧，妈妈将手掌相叠后，掌根置于其中脘穴，按顺时针轻揉 1～2 分钟，然后再逆时针揉 1～2 分钟。

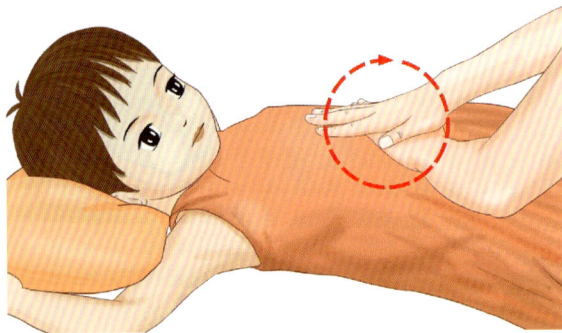

2. 手指做抚摸动作，经过肋骨，回到腹部中间后向下推摩，重点天枢穴、气海穴和关元穴按

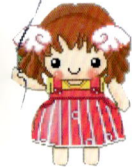

揉,每个穴位各 2 分钟。重复相同的按摩手法 3~5 次。

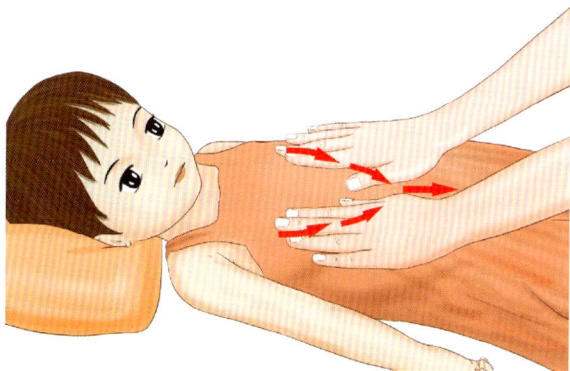

3.孩子俯卧,妈妈将双手拇指置于脊椎两侧的大肠俞穴,慢慢向下推至臀部两侧的秩边穴,轻轻按揉该处穴位 1~2 分钟。

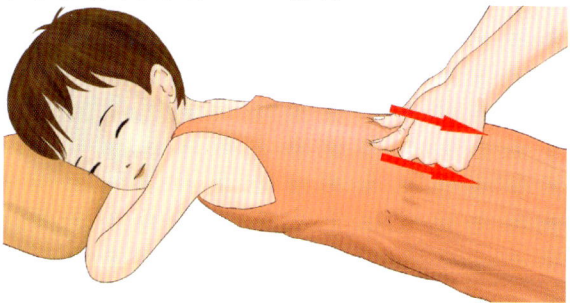

4.向下按摩至臀部的承扶穴,点揉穴位的同时抓揉臀部肌肉 2 分钟。

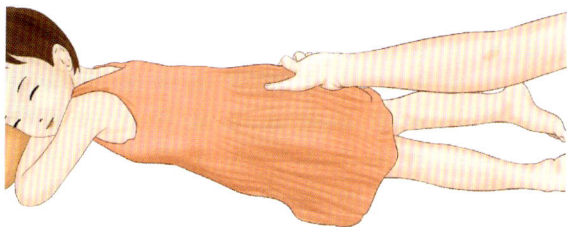

5.用掌心从大腿根向小腿来回推抹,直至腿部皮肤微微发热。

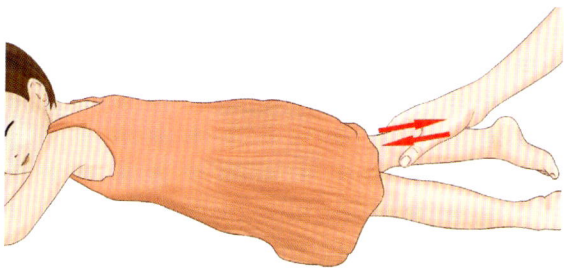

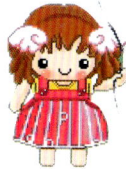

99

6. 将中指置于殷门穴与委中穴之上，轻轻按揉 1~2 分钟。

【日常调理】

1. 要让孩子每天都睡眠充足。儿童的生长素大部分集中在夜间睡觉时分泌，尤其是熟睡时，也就是凌晨 0~1 点期间，生长素的分泌会达到最高峰。所以，儿童应该在晚上 9~10 点前入睡，这样才能保证凌晨 0~1 点时顺利进入深度睡眠。到了凌晨 5 点，生长素分泌又迎来一个小高潮，为不使儿童错过这个生长机会，应该避免他太早起床，科学的起床时间应该在 6 点半左右。

2. 应该让孩子每天坚持中等强度的户外运动。春天，是户外运动的好季节，这时温度适宜，能促进儿童生长素的分泌。为了避免给孩子造成运动伤害，应该选择中等强度的运动，每次运动坚持 30 分钟以上就好。例如，每天 1 小时的慢跑、跳绳、游泳等运动，以孩子感到微微出汗为度，这样做有利于骨骼钙磷代谢，加速矿物质的

骨内沉积，使骨密度增加，促进生长发育。另外，户外活动还可以让孩子多晒太阳，增加体内维生素 D 的含量，有助钙吸收，帮助骨骼发育。

【配套食补方】

1. 胡萝卜排骨汤

功效：胡萝卜不仅含有丰富的维生素 A，还含有一定量的糖、蛋白质等营养素，这些营养素可促进血红蛋白的生成，有补血的作用；排骨则能够益精髓、强骨骼。此汤有润燥滋阴，养筋强骨之功效。

材料：胡萝卜 250 克、猪排骨 250 克，生姜 2 小片，料酒、盐、葱、味精适量。

做法：将胡萝卜洗净切块，猪排骨洗净，将锅中加入适量清水，同时放入胡萝卜和猪排骨。将锅置中火上，炖约 2 小时。快出锅时，加入料酒、盐、姜、葱。然后再文火煮 20 分钟，加入味精即成。

本菜肴可根据个人喜好添加其他作料，比如

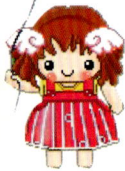

可适当加入少量米醋，使其汤中钙质更易被吸收。

2. 双菇烩蛋黄

功效：可以说，菌类是世界上较为流行的一种高蛋白、低脂肪、富含天然维生素的食品，也是被公认的"安全食品"和"保健食品"。菌类都有口感好、健康的特点，孩子适量食用，能够强健骨骼，促进生长发育。

材料：金针菇和鲜蘑菇各 70 克，鸡蛋黄 2 个，盐 3 克，鸡精 1 克，香葱 2 克，姜 2 克，鸡汤 200 克。

做法：将金针菇根部切去，用清水冲洗干净，鲜蘑菇则洗净后切成小丁，香葱选取葱叶部分切碎，姜切末，鸡蛋要煮熟后取蛋黄备用。锅内放水烧开，将金针菇、鲜蘑菇一同放入沸水里烫一下。然后将锅置于火上，放油烧热，同时放入葱、姜末煸香，再倒入鸡汤，用盐、鸡精调味，最后放入烫好的金针菇、鲜蘑菇以及煮熟的鸡蛋黄，炖制 2 分钟即可。

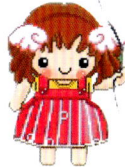

按摩四肢背部,增强孩子肌肉耐受力

儿童在生长发育阶段主要以骨骼生长为主,此时肌肉发育尚未成熟,肌群耐受力较弱,如果通过大量的运动锻炼来增强肢体的耐受力,极易使肌肉因长期处于极度疲劳状态,造成肌肉疲劳损伤,因此父母不妨多利用一些简单而有效的按摩方法来取代剧烈的运动。

一方:

【取位】

大椎穴、龟尾穴、梁丘穴、足三里穴、解溪穴、曲池穴、肩髃穴、合谷穴、委中穴、承山穴

【按摩方法】

1. 拿捏孩子的上肢,重点拿捏肩髃穴、曲池穴、合谷穴,力度由轻至重,同时配合肘关节、腕关节的屈伸动作,按摩时间为 2~5 分钟,屈伸肢体为 1~3 分钟。

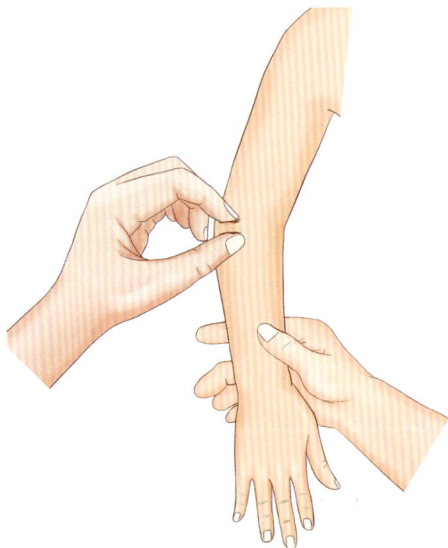

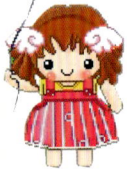

2.孩子俯卧,妈妈用拇指从大椎穴点揉至龟尾穴 1~3 分钟。

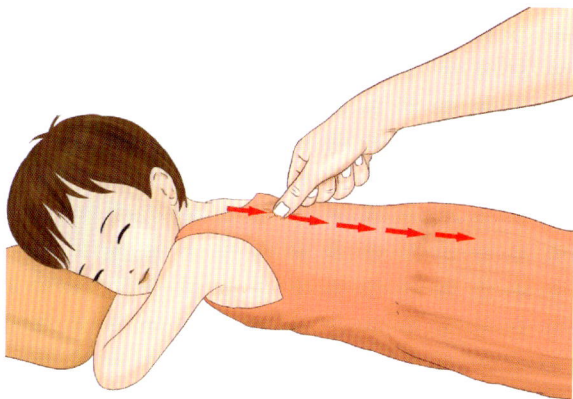

4.用拇指在孩子腰骶部进行反复按揉 2~5 分钟,并用空掌叩敲腰骶部 50 次。

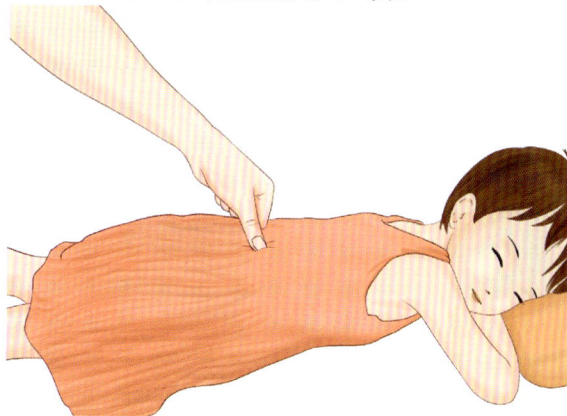

3.用手掌的大鱼际在孩子脊椎两侧的肌肉来回摩擦 3 分钟。

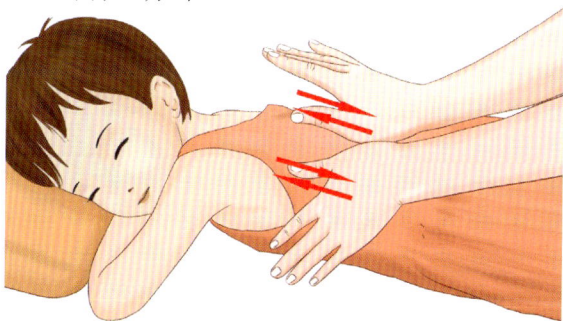

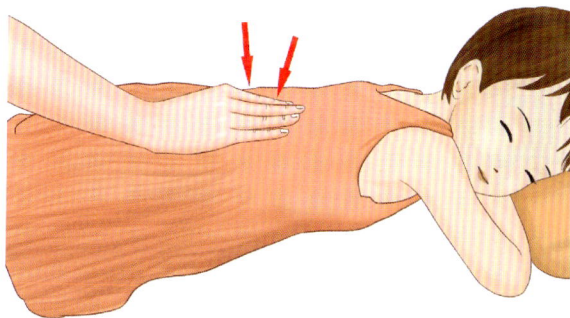

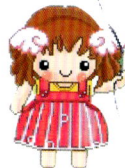

103

5. 拿捏孩子的下肢,重点拿捏梁丘穴、足三里穴、解溪穴、委中穴、承山穴,同时配合髋关节、膝关节、踝关节的屈伸动作,按摩时间为2~5分钟,屈伸肢体为1~3分钟。

二方:

【取位】

四肢

【按摩方法】

1. 妈妈握住孩子的手腕,用拇指推其手掌根部300次。

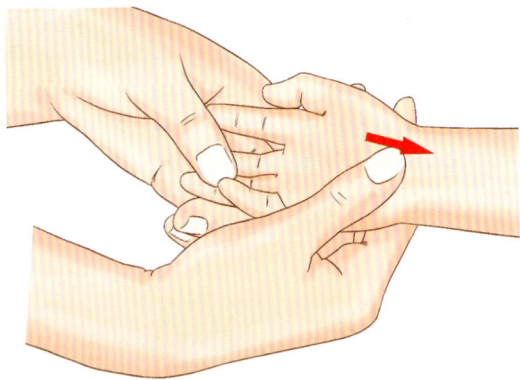

2. 从孩子手掌根部推至手腕,并从手腕单方向推至肘窝300次。

3. 换另一只手臂,重复相同动作。

4. 用双掌夹住孩子上臂和前臂,用力快速揉搓,并且慢慢上下移返。

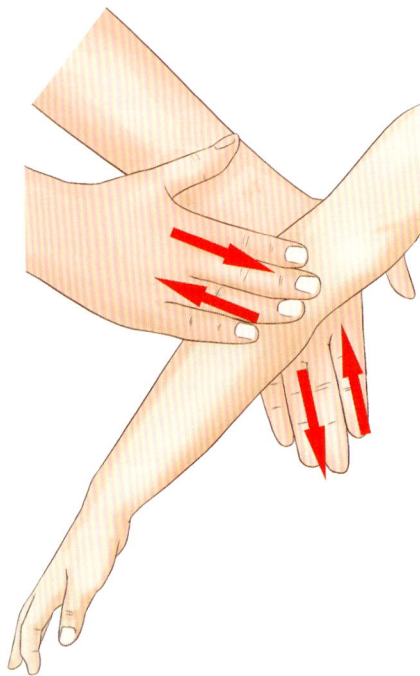

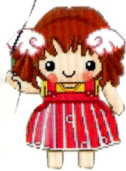

5. 妈妈将五指相对，稍加用力点打孩子大腿后侧、小腿肚下、股四头肌以及小腿外侧等部位。

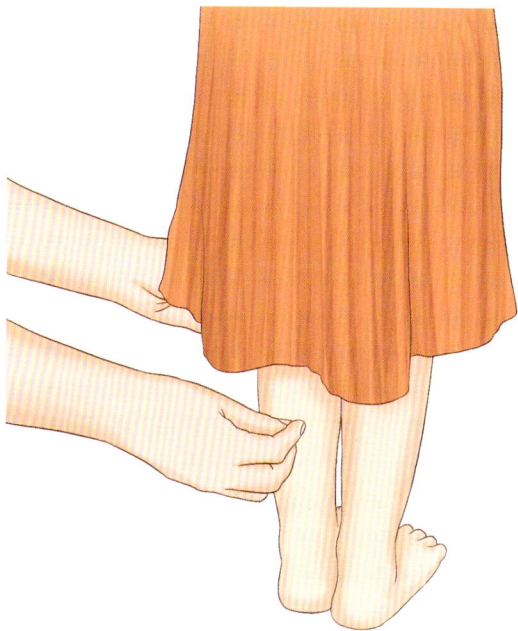

6. 用双掌夹住孩子大腿和小腿，用力快速揉搓，并且慢慢上下移返。

【日常调理】

运动能够锻炼孩子的身体，能够有效增强他们肌肉的耐受力，但由于儿童的肌体骨骼还没有发育完善，比较脆弱，如果运动时稍不注意，很容易对身体造成损害。因此，为了确保儿童锻炼时的安全，必须帮他们做好以下防护工作：

1. 为孩子制定锻炼计划时，不可违背其生长发育规律。如果有条件，应先咨询一下医生。

2. 运动前的热身环节很重要，这也是避免儿童在运动时受伤的最好办法。因此，在运动前，家长应该让孩子先做会儿前后拉伸的动作，以此来增加柔韧性，预防肌肉拉伤。

3. 为儿童购买防护用品。比如在练习骑单车的时候使用头盔，在跑跳的时候佩带护膝和护肘。

4. 如果家长发现孩子在运动过程中出现疼痛、眩晕、头晕，或极度疲劳等症状，应及时停止运动。

【配套食补方】

1. 黄豆芽鱼汤

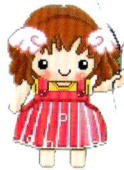

105

功效：黄豆芽中含有丰富的钙、磷、铁、锌等矿物质元素，这些物质都对孩子肌肉骨骼的强健起到很好的辅助作用。鱼骨富含蛋白质、脂肪酸、B族维生素、维生素E、钙、镁、硒等营养元素，是孩子强身健骨的必备食物。

材料：黄豆芽250克，鱼脊骨500克，姜2片，盐适量。

做法：鱼脊骨洗干净后，用纸巾吸干水分，放适量的盐，腌制1小时，然后将其煎熟备用。黄豆芽洗干净后，放入烧热的锅炒香，然后将鱼脊骨、黄豆芽与姜片一起放入煮滚的水中，大火煲半小时，放入适量的盐，即可出锅。

2.番茄牛腩汤

功效：牛肉含有丰富的蛋白质、氨基酸，这些都是提高机体抵抗能力的主要元素。孩子多吃牛肉，有滋养脾胃、强健筋骨的功效。番茄则含有丰富的维生素C，这也是孩子在成长发育过程中不可或缺的营养素。

材料：牛腩500克，洋葱半个，土豆1个，西红柿1个，葱白两小段，生姜2片，小茴香适量，番茄酱适量，黄油少许，盐、味精适量。

做法：牛腩洗净切块，放入开水中焯2分钟，然后过水洗净上面的血水和浮沫。将洋葱、土豆切丁，西红柿切大块备用。炒锅内放入黄油，加入洋葱和土豆丁，撒入适量茴香翻炒，炒出香味后加入葱姜，然后再放入西红柿翻炒，再加入牛腩翻炒。翻炒片刻，加适量番茄酱，翻几下后加足量的水，中途最好不再加水。慢炖1小时，炖一会儿之后再加盐。

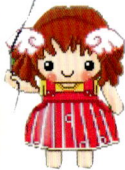

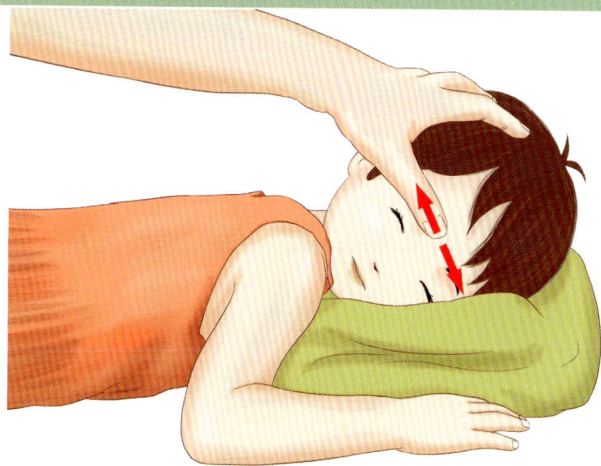

第六章

Part 6

排除小问题，全家都放心

一顺到底,孩子呕吐轻松治

呕吐是儿童常见的一种消化道症状。现代医学认为,很多疾病都可能诱发呕吐,如胃肠道疾患、发热、颅内感染、药物中毒、食物中毒等。

中医认为,导致孩子呕吐的主要原因有外感风寒、热邪犯胃。而内伤饮食、胃虚夹热、胃阳亏虚以及脾胃虚寒等原因也可引起胃气上逆,导致呕吐发生。严重的呕吐常导致体液丧失过多,发生气阴亏损的现象。儿童常见症状为食后呕吐,吐出的异物酸臭、清稀黏液,还会伴有恶心、嗳气、腹胀,精神委靡,面红耳赤,面色苍白,不愿进食等。

一方:

【取位】

膻中穴、中脘穴、足三里穴、内关穴、脾经、板门穴、外劳宫穴、三关、关元穴、天枢穴、天河水、肝经、七节骨、大肠经、六腑、肾经、涌泉、掌小横纹、脐周、肩背部、腰骶部

【按摩方法】

1. 妈妈以拇指直推孩子膻中穴 1～3 分钟。

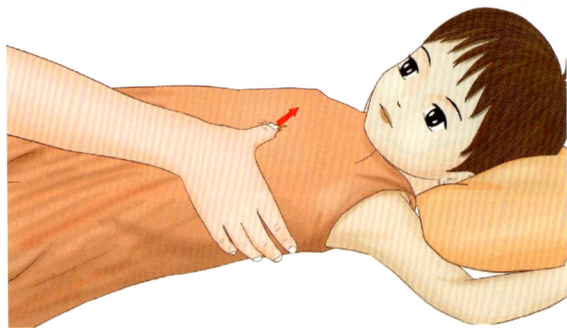

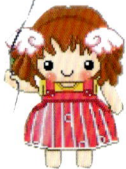

2. 用两拇指从孩子中脘穴至脐向两旁分推30～50次。

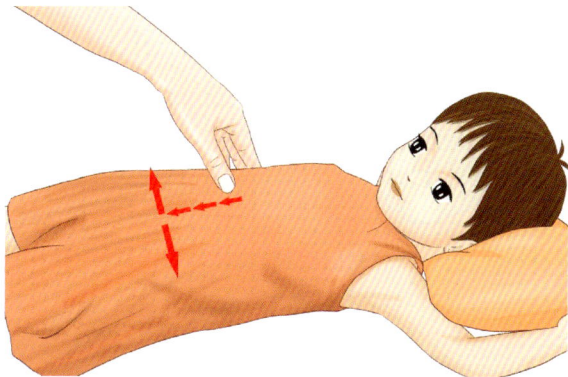

4. 以拇指端按压孩子的足三里穴1分钟。

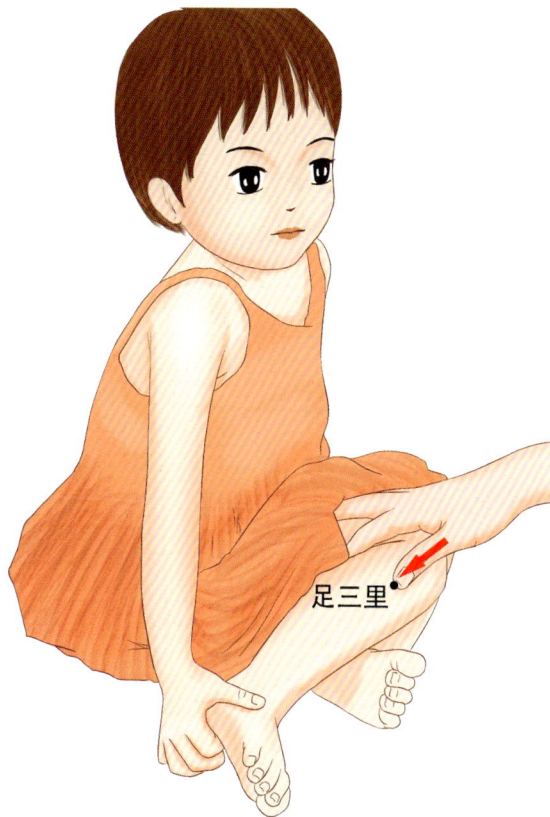

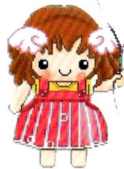

3. 按照顺、逆时针方向按揉孩子腹部各1分钟。

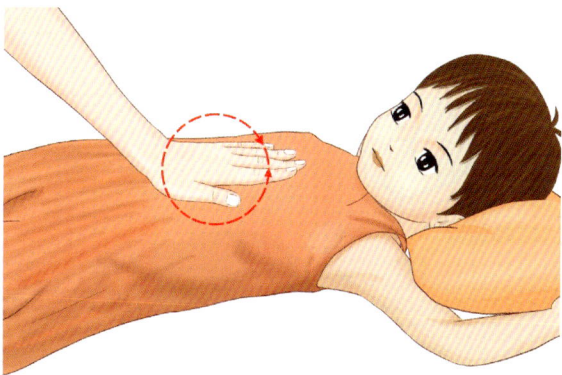

足三里

5.以拇指端按揉孩子的内关穴 1 分钟。

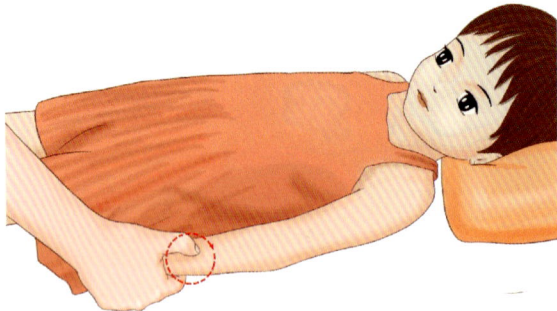

【随证加减】

1.伤食吐型

呕吐频繁,口臭,呕吐物中伴有未消化的食物残渣,大便量大且气味酸臭,大便溏或秘,腹胀,嗳腐厌食,排气恶臭,苔厚腻。

(1)清脾经 100 次,揉板门 300 次。

(2)清大肠 200 次,退六腑 100 次。

(3)以指点揉中脘穴 1～3 分钟。

2.寒吐型

起病缓慢,呕吐乳食不化,呕吐物呈清稀黏液,无臭味,精神委靡,面色苍白,腹痛喜暖,肠鸣,大便为不消化食物,或者溏薄,小便清长,舌质淡。

(1)补脾经 300 次,揉板门 100 次。

(2)揉外劳宫穴 50 次,推三关 300 次。

(3)点揉关元穴 1 分钟。

(4)以掌横擦肩背、腰骶部,以透热为度。

3.热吐型

入食即吐,呕吐物酸臭,口干口渴,身体发热,口唇红,烦躁,胃脘胀痛,大便稀薄,秘结不通,小便量少且黄,舌质红,苔黄。

(1)清脾经 200 次,清小肠 200 次。

(2)清大肠 200 次,退六腑 200 次。

(3)以拇指侧推掌小横纹 100 次。

(4)按揉双侧天枢穴各 1 分钟。

(5)推下七节骨 100 次。

4.虚火吐型

时作干呕,咽干,舌燥唇红,食欲不振,两颧发红,手心燥热,足心燥热,大便干结,小便黄赤,

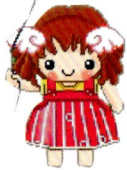

舌尖红，苔少而干。

（1）清天河水 200 次，清肝经 200 次。

（2）补肾经 300 次。

（3）推涌泉穴 300 次。

二方：

【取位】

内关穴、中魁穴、膻中穴、中脘穴、三关穴、外劳宫、脾俞穴、胃俞穴、大椎穴

【按摩方法】

1. 妈妈用拇指端按压孩子左右手腕内侧的内关穴各 36 次。

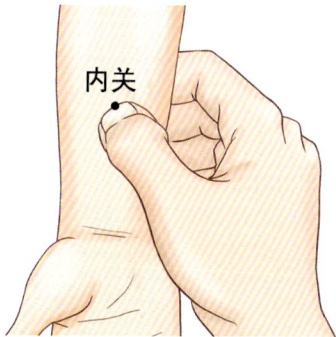

2. 将拇指指甲和食指偏峰相对，掐压孩子左右手中魁穴各 36 次，以局部有酸胀感为宜。

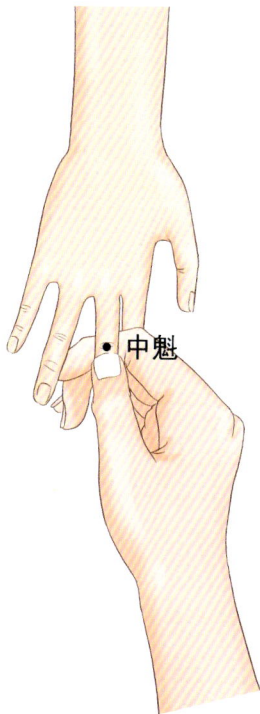

中魁

内关

3. 孩子仰卧，妈妈用拇指直推膻中穴、中脘穴，各 1～3 分钟。

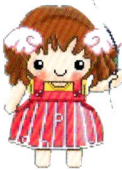

4. 用双手拇指自孩子中脘穴至脐部向两旁分推 30～50 次。

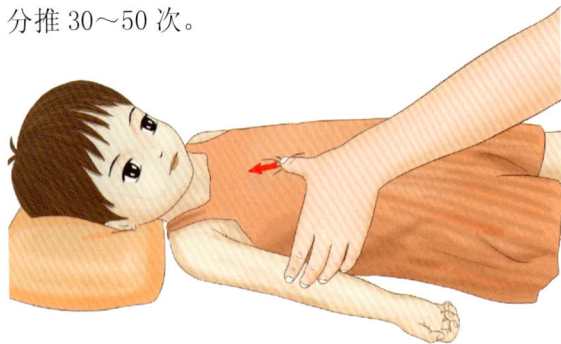

5. 用掌心按照顺、逆时针方向按摩孩子腹部各 1 分钟。

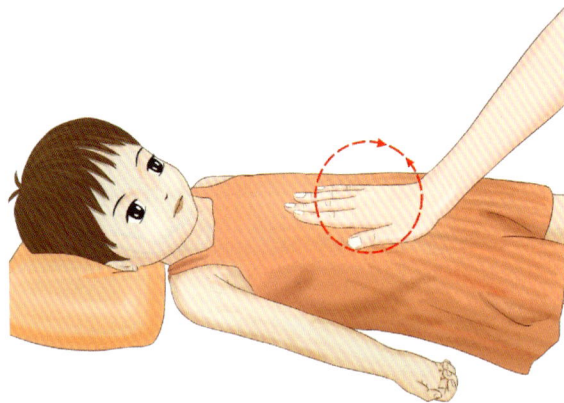

6. 先掐后揉内关穴 1 分钟。

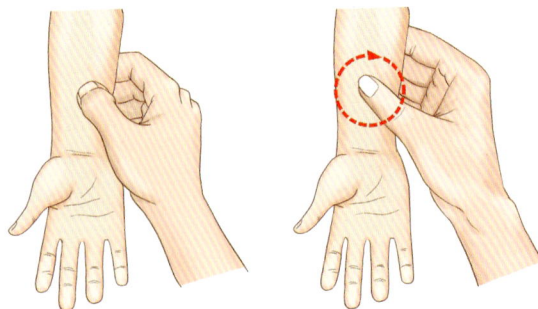

7. 直推三关穴 100 次。

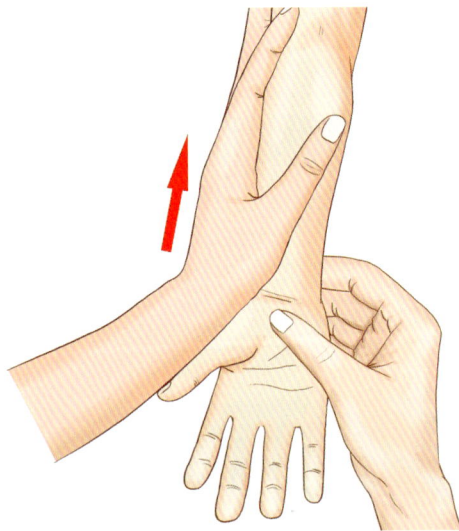

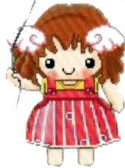

8.点揉外劳宫穴 100 次。

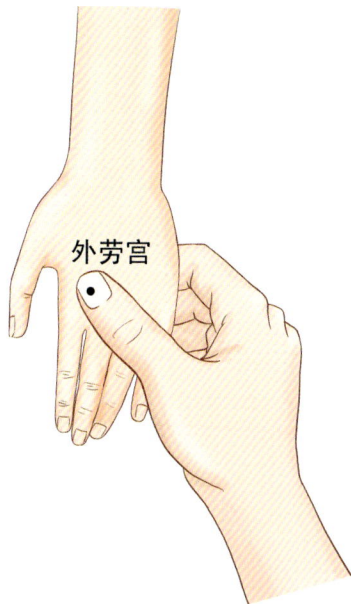

外劳宫

9.孩子坐位，妈妈用自上向下，从颈后发际正中直推到大椎穴处 300 次。

10.孩子俯卧，妈妈用拇指、食指和中指在脊椎两旁捏拿脾俞、胃俞穴处肌肉各 15～20 次，然后用拇指按揉，每个部位各 1 分钟。

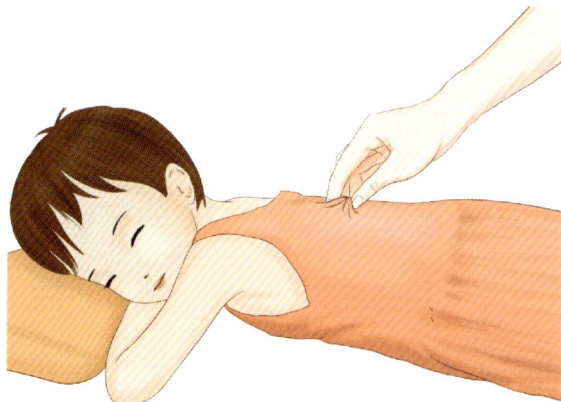

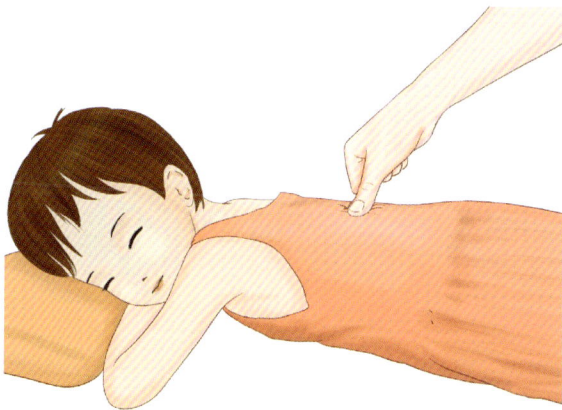

【日常调理】

1.儿童呕吐时，一定要立即将他们的头侧向

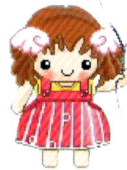

113

一边，以免呕吐物呛入气管引起吸入性肺炎。不要随意搬动或者立刻按摩，待其恢复平静后，再作适当的护理。

2.儿童呕吐时，不要给他们喂奶、喂药，也不要随意搬动。

3.平时应该注意饮食调节，应该让孩子定时定量地进食，应该多服各种维生素、蛋白质，少摄入脂肪。

4.如果呕吐比较严重，或有体液失衡、代谢紊乱等症状，则应该配合静脉输液。

【配套食补方】

1.蜜饯萝卜

功效：白萝卜含有丰富的热量、蛋白质、脂肪、碳水化合物、膳食纤维、维生素、胡萝卜素、硫胺素、核黄素、钙、铁、镁等营养素，从中医角度看具有清热生津、凉血止血、下气宽中、消食化滞、开胃健脾、顺气化痰的功效。

材料：鲜白萝卜500克，蜂蜜150克。

做法：将萝卜用清水洗净，切丁备用。放在开水内煮沸即捞出。将水沥干，晾晒半日，放入锅内，加入蜂蜜，用文火煮沸，调匀冷却，装瓶备用。饭后食用。

2.神曲丁香茶

功效：该茶有暖胃、消积、止呕之功，适用于孩子伤食之呕吐。

材料：神曲15克，丁香1.5克。

做法：将神曲、丁香同入杯中，用沸水冲泡，代茶饮。

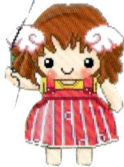

快乐成长，按掉生长痛

许多儿童都有过这样的经历,到了晚上身体常常会出现疼痛感,偶尔还会从梦中痛醒,第二天清晨时,疼痛感却完全消失了。这是怎么一回事呢?原来,儿童从 3 岁起就进入了生长发育的高峰期,快速的发育极易造成骨骼局部生长的不协调,从而对骨膜、肠胃产生刺激,引发身体的疼痛不适感。生长痛多发于 3～12 岁的儿童,家长无需过度担心,用按摩就能减轻孩子的疼痛感。

一方：

【取位】

髋关节反射区、肾上腺反射区

【按摩方法】

1. 孩子仰卧,妈妈双手握住其脚踝,将双腿向上抬起,并将膝盖慢慢向孩子胸前靠近。停顿 1 秒钟后,将双腿拉回伸直,平放在床上。如此重复 1～3 分钟。

2. 将孩子的双脚脚掌尽量贴合,保持 30 秒钟。

3. 将孩子双脚同时向腹部推进、拉直,重复 5～7 次。

4. 将孩子的右脚尽量向腹部靠近,左手用一

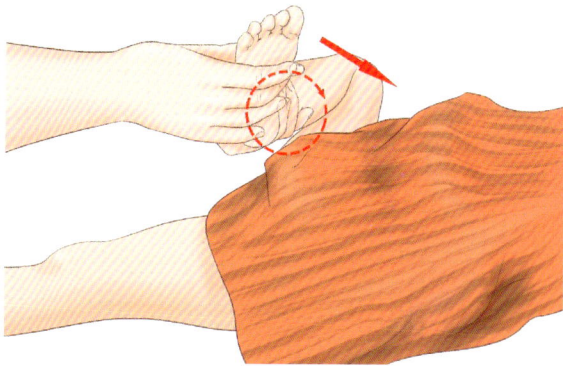

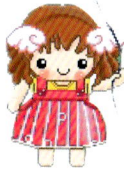

块浸过冰水的毛巾敷在疼痛部位5分钟,然后用手指按揉髋关节周围的肌肉10分钟。

5. 保持姿势,妈妈右手握住孩子的右脚趾,向足背方向轻压。

6. 以左手拇指的指腹先按推孩子髋关节反射区,再沿着足底主要肌腱内侧按揉到肾上腺反射区,时间大约为3~5分钟。

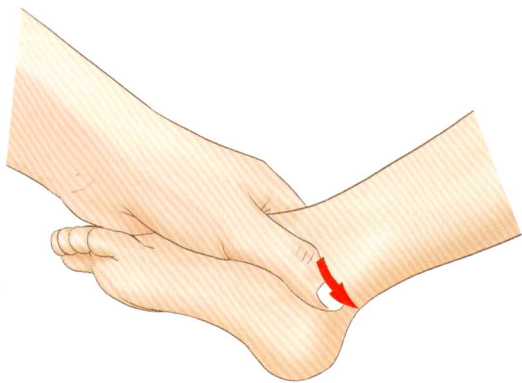

下肢

【按摩方法】

1. 妈妈用空拳交替叩敲孩子膝盖周围的肌肉。

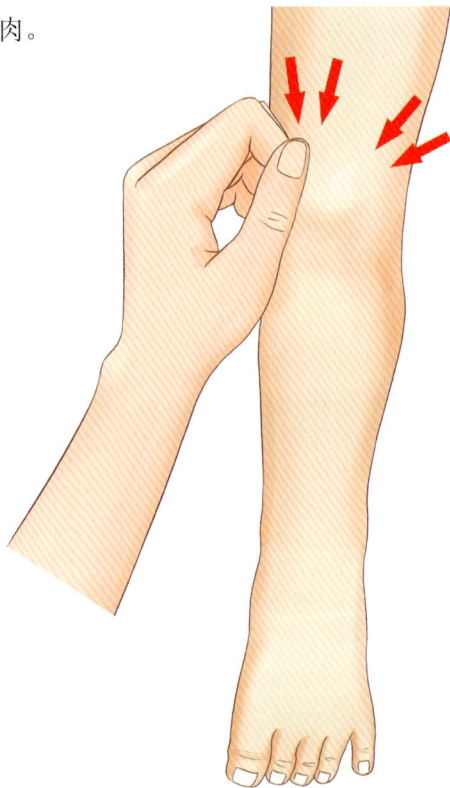

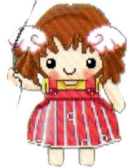

116

二方:

【取位】

2.双手握住孩子脚踝，并有节奏地抬起、落下，重复数次。

3.双手掌心稍用力按在孩子双膝部位，按照顺时针、逆时针方向交替旋转。

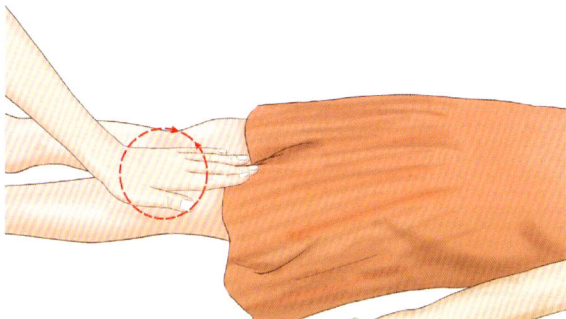

4.将十指微微张开，置于孩子大腿前侧上，稍稍用力沿着大腿方向推向膝关节。重复20次。

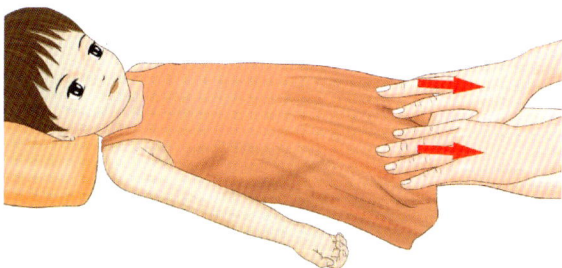

5. 将双手的拇指和食指固定在孩子髌骨两侧，并向左右推动髌骨1分钟。

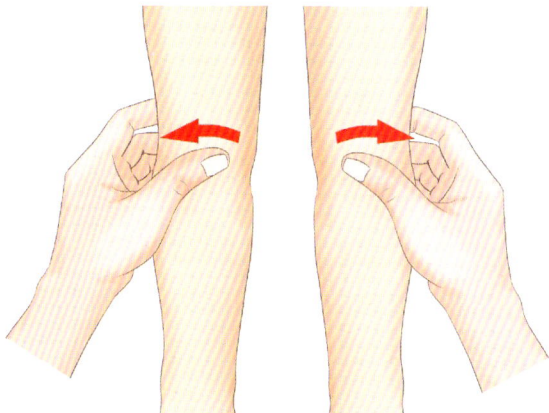

6.用掌心按揉孩子髌骨15～30次。

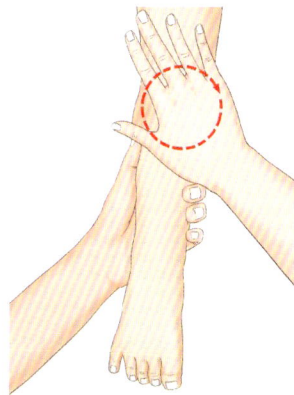

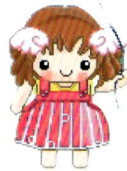

117

三方：

【取位】

下肢

【按摩方法】

1. 孩子双腿伸直，妈妈用双手手掌轻轻拍打其腿部前侧的肌肉，从大腿根一直拍打至脚踝。

2. 用拇指和其余四指握住孩子大腿，沿着直线方向下推摩至脚踝。注意推摩应一直保持单方向，重复10～20次。

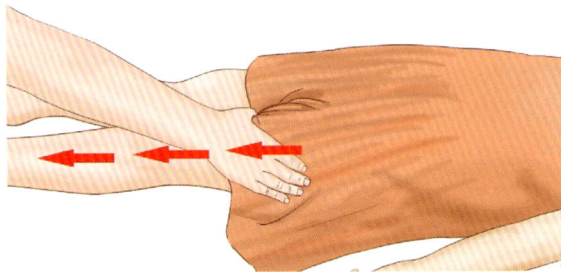

3. 将双手拇指交替置于孩子大腿处，快速向下推捏至脚踝，下推的幅度不宜过大，手法应当密集些（在孩子不疼的地方下推的速度可稍快些，在疼痛处速度可放慢，或者在该处按揉1分钟，然后继续下推）。

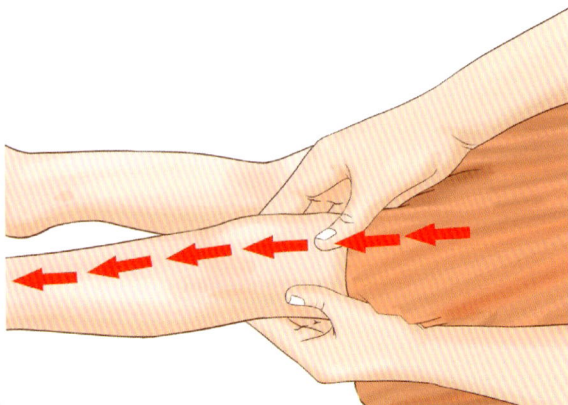

4. 妈妈右手掌从孩子大腿根沿着直线方向擦抹至踝部。每移动一下，就将手掌稍用力向下按。最后用虚掌上下轻轻叩敲腿部1分钟。

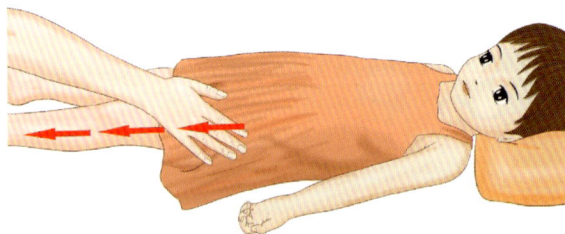

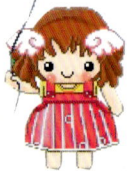

四方：

【取位】

百虫窝穴、足三里穴、前承山穴、解溪穴、承山穴、委中穴、涌泉穴、髋关节反射区、腓肠肌区、腓骨肌群区、比目鱼肌区

【按摩方法】

1. 孩子仰卧，妈妈将双手搓热后，从孩子脚踝两侧向上推抹至臀部外侧，反复推抹数次，使其腿部肌肉得到放松。

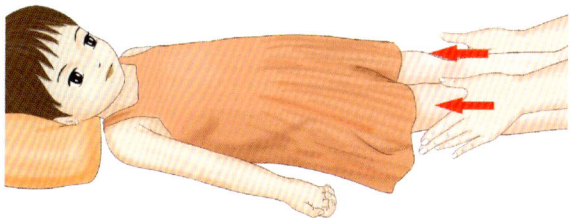

2. 妈妈一手握住孩子左腿，慢慢将其拉直，另一手拇指与其余四指对合，有节奏地用指腹揉捏髋部周围的肌肉 10 分钟左右。

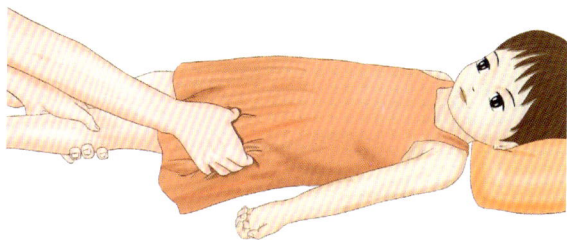

3. 按揉踝关节底端的髋关节反射区和涌泉穴各 3～5 分钟。

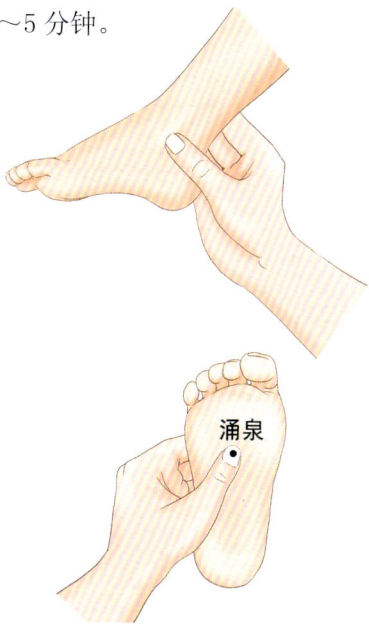

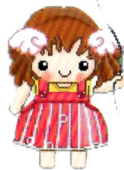

涌泉

119

4. 妈妈将孩子的双腿屈曲，露出膝盖，将双手手指对合，分别置于膝盖内外两侧膝眼附近，有节奏拿捏数次，重点按揉百虫窝穴、委中穴，直至孩子的大腿肌肉得到放松。换另一侧，重复相同按摩。

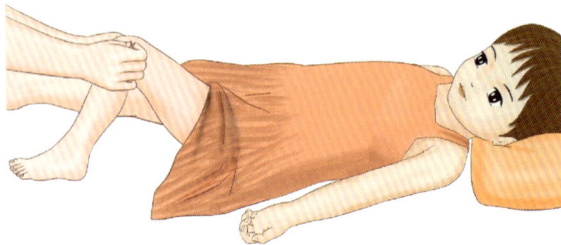

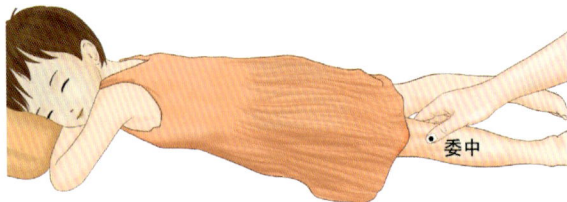

委中

5. 妈妈再将双手握空拳，缓慢而稳重地交替叩打膝盖两侧、上下的肌肉组织，同时配合双腿的曲伸动作，并按揉足三里穴、承山穴。

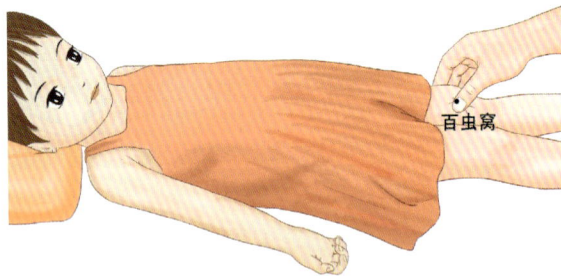

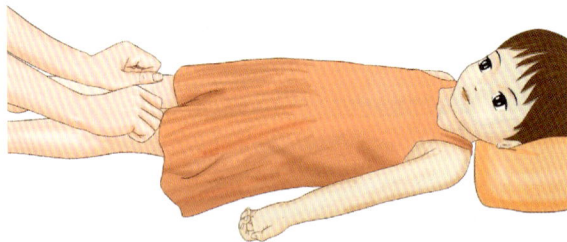

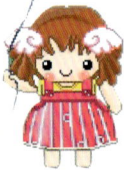

120

百虫窝

6.妈妈将右手五指张开，平放在孩子脚踝前侧的解溪穴上，左手握住小腿后侧腓肠肌区，使腿部固定。右手手臂用力，带动右手向前推，从下方推至膝盖，重点推擦承山穴。如此重复操作10～30次。换另一侧，重复相同动作。

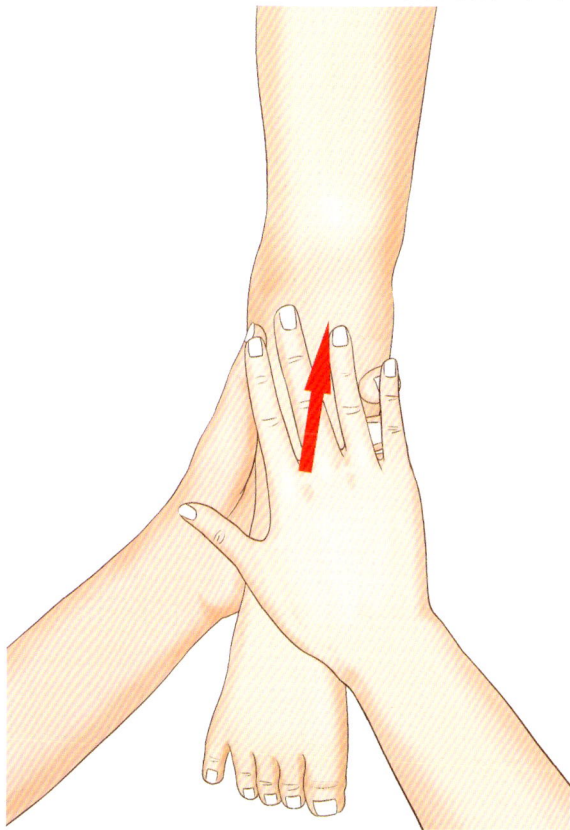

7.妈妈将双手的拇指和食指并拢，分别放在小腿髌骨两侧的肌肉上，以打旋的方式揉捏至膝关节，重点捏揉腓骨肌群区、比目鱼肌区和腓肠肌区1～3分钟。最后用掌根鱼际按揉髌骨。

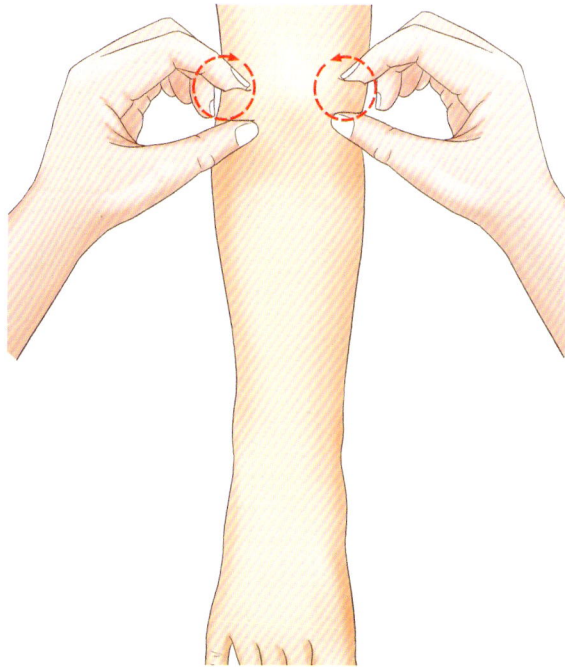

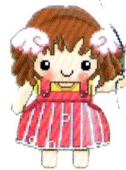

【日常调理】

1. 生长痛通常多发于下肢,疼痛部位没有红肿、发热的现象,因此家长要与其他肌肉拉伤相区别,切不要将伤痛误认为是生长痛。

2. 按摩过后,不要让孩子立刻活动,而是进行适当的休息,减少运动量。

3. 如果孩子疼痛程度比较严重,家长们可以在疼痛处外涂一层扶他林药膏,再进行按摩,疼痛就会得到缓解。

【配套食补方】

1. 果味猪小排

功效:这道菜肴香味浓郁、酸甜可口,非常符合孩子的口味。猪小排富含蛋白质、脂肪、糖类、钙、磷、锌及维生素 C,对孩子骨骼生长可起到很好的促进作用。

材料:猪小排 500 克,生姜 3 片,葱白 2 段,果酱 1 勺,白糖、白醋、精盐、绍酒、麻油、色拉油各适量。

做法:将猪小排都切成小块,用盐、绍酒、生姜、葱白腌制 20 分钟。然后在锅内倒入适量色拉油烧热,将腌好的猪小排投入油锅,炸至外表起壳。换锅置火上,倒入炸好的小排,同时倒入果酱、白糖、白醋,小火烧至肉熟,改大火收汁,淋入麻油即可。

2. 鲜虾肉泥

功效:该菜肴软烂,鲜香,非常适合孩子食用。虾肉富含磷、钙、铁及维生素 A、维生素 B_1、尼克酸、优质蛋白质、脂肪等营养元素,有补肾益气等作用,有利孩子健康生长。

材料:鲜虾肉 50 克,香油 1 克,精盐适量。

做法:将鲜虾肉用清水洗净放入碗内,加入少许清水,上笼蒸熟。出锅后在盘内加入适量精盐、香油,拌匀即成。

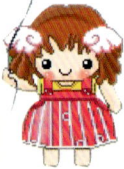

122

清补兼顾,口舌不再生疮

口疮是儿童口舌浅表溃烂的一种病证。现代医学认为,如果给儿童吃过热及过硬的食物,或者擦洗口腔时太过用力,都容易损伤口腔黏膜而引发炎症、溃烂。除此之外,当儿童患上呼吸道感染、发热,及受细菌和病毒感染后,口腔内会不清洁,口腔黏膜出现干燥,也容易引起口疮,以营养不良的小儿发病率为高。

中医认为,口疮主要是由于脾胃积热,虚火上炎,熏灼口舌所致。常见症状有:在儿童口腔内唇、舌、颊黏膜、齿龈等处出现淡黄色或白色的单个或多个不等的小溃疡面,不愿进食,身体消瘦,发热等。

【取位】

肾经、天河水、小肠经、六腑、合谷穴、足三里穴、涌泉穴、心经、大肠经、七节骨、水底穴、明月穴、肾俞穴、命门穴、三阴交穴、阴陵泉穴、腰背、骶部

【按摩方法】

1.补肾经 300 次。

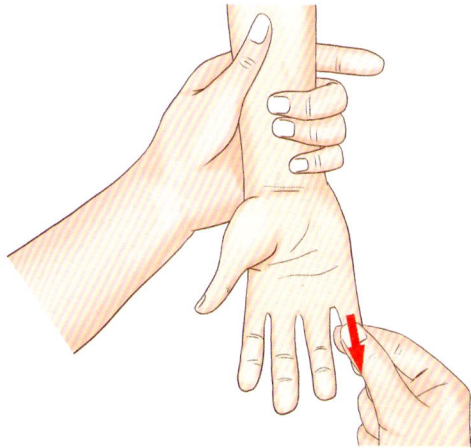

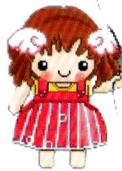

123

2. 清天河水 200 次。

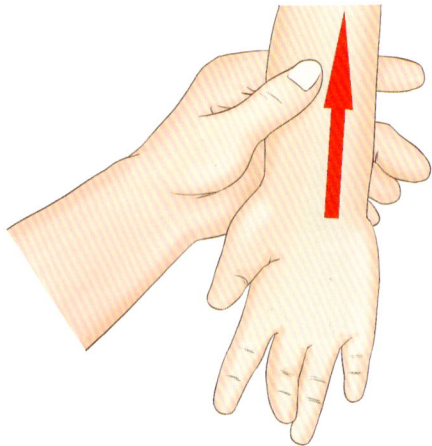

6. 按揉孩子的双侧足三里各 1 分钟。

7. 推擦孩子的涌泉穴 30～50 次。

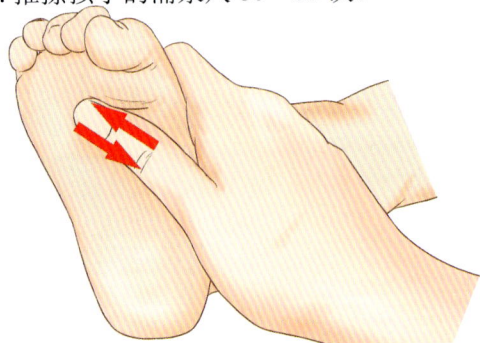

3. 清小肠经 300 次。

4. 退六腑 100 次。

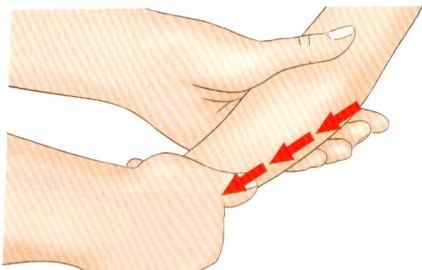

5. 按揉孩子的合谷穴 1～3 分钟。

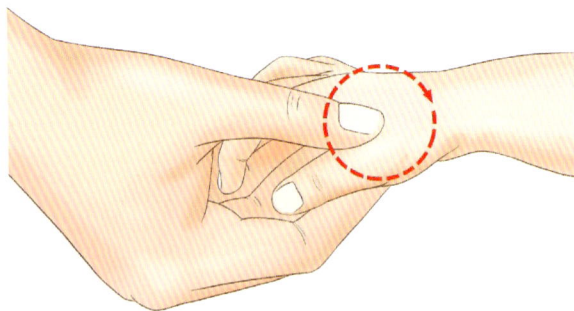

【随证加减】

1. 心脾积热型

口疮边缘鲜红，且伴有灼热疼痛，烦躁，口臭，流涎，无食欲，大便秘结，小便短赤，舌质红，

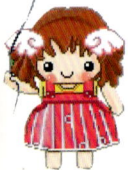

124

苔黄。

(1)清心经 300 次。

(2)清大肠 200 次。

(3)妈妈直擦孩子腰背至骶部，往返 5～10 次。

(4)推孩子下七节骨 300 次。

2.虚火上炎型

口疮周围颜色淡红，精神委靡，身体消瘦，两颧发红，口干，口渴，口臭，舌质红，苔少。

(1)推擦涌泉穴，加至 100 次。

(2)横擦肾俞穴，以透热为度。

(3)按揉命门穴处，以透热为度。

(4)指揉双侧三阴交穴各 1 分钟。

(5)掐阴陵泉 10 次。

【日常调理】

1.要预防和改善儿童口疮，尤其是复发性口腔溃疡，家长应该注意帮孩子养成规范的排便习惯，让他们保持充足的睡眠。

2. 平时家长要给孩子多吃一些新鲜水果和蔬菜，为他们补充丰富的维生素 B$_2$，还可多吃一些小麦胚芽，以此来补充维生素 C 和锌，这些营养素都能有效地防治儿童口疮的发生。

【配套食补方】

排骨藕汤

功效：藕味甘，性平、寒，有清热生津、凉血止血、润肺止咳等作用，含大量维生素 C 和维生素 K，能促进溃疡面的恢复；膳食纤维还有润肠通便、滋阴清热、清胃降火之功效，对治疗口腔溃疡也起到了一定作用。藕还含有丰富的 B 族维生素和微量元素，能够促进溃疡口腔黏膜上皮修复。

材料：藕 1 节，排骨适量，盐、味精适量。

做法：藕去皮洗净，入锅前用淡盐水浸泡 10 分钟左右，同时，另起锅，将洗净的排骨煮到五成熟，然后将藕倒进排骨汤锅，用旺火煮沸后，改用文火煨，直至排骨、老藕炖得酥烂，起锅前加适量盐和味精，即可食用。每日 1 次，连续 1 周左右。藕和汤共食，治疗口腔溃疡效果显著。

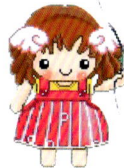

125

明目区位巧按摩，预防近视来烦扰

3～6 岁是孩子双眼发育的高峰时期，所以家长应时刻注意保护他们的眼睛。按摩是保护双眼、促进眼部发育的最佳方法之一。经常为眼睛做运动，可以促进血液循环和眼部细胞代谢，完善视神经发育，让孩子拥有一双明亮且视力良好的眼睛。

一方：

【取位】

印堂穴、太阳穴、攒竹穴、天应穴、睛明穴、四白穴、鱼腰穴、丝竹空穴、瞳子髎穴、承泣穴、风池穴

126

【按摩方法】

1. 妈妈拇指按揉孩子印堂穴数次，并拿捏印堂穴处肌肉数次。

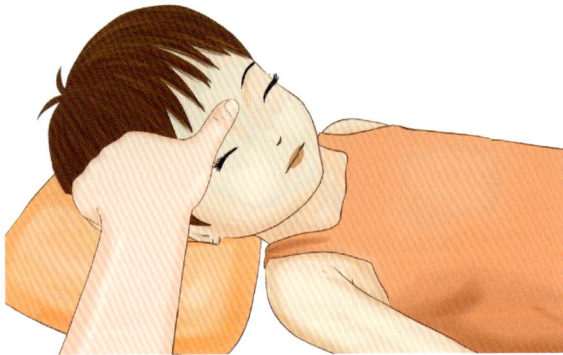

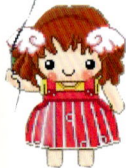

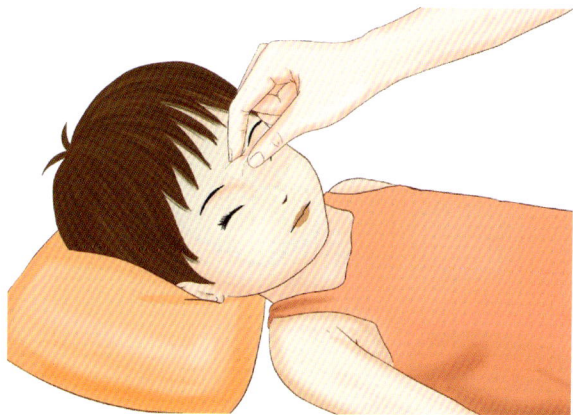

2. 掐睛明穴 1～3 分钟。

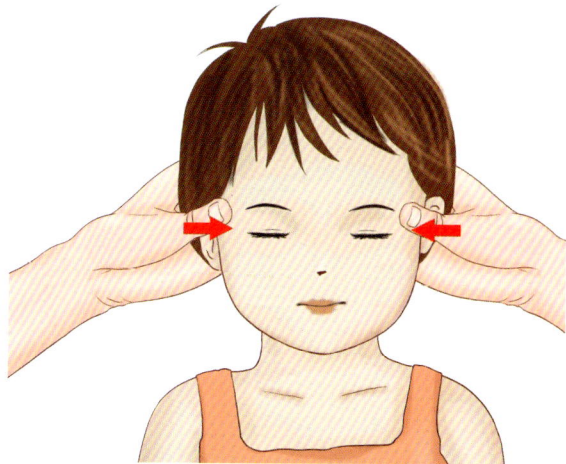

4. 食指按揉攒竹穴 1 分钟。

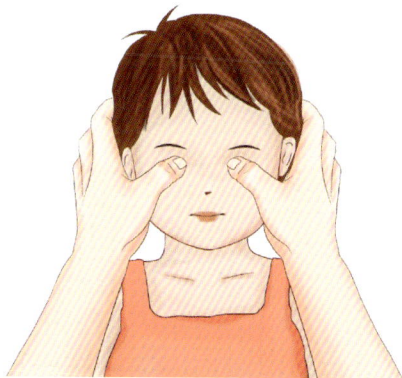

5. 双手拇指从眉毛内侧轻刮眼眶 1 分钟。

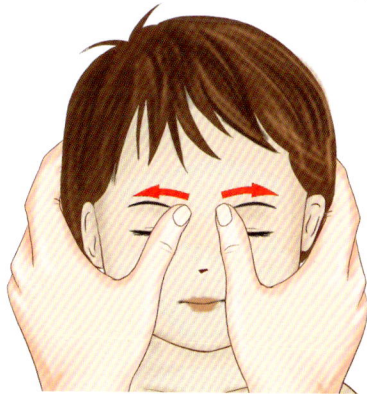

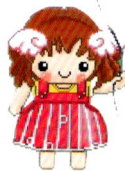

3. 双手拇指按压太阳穴 1 分钟。

127

6. 拇指按揉鱼腰穴、丝竹空穴、瞳子髎穴、承泣穴各 1 分钟。

7. 食指指腹从上眉骨开始,从内向外绕着眼眶周围轻弹 4 圈,回到太阳穴轻轻按压数次。

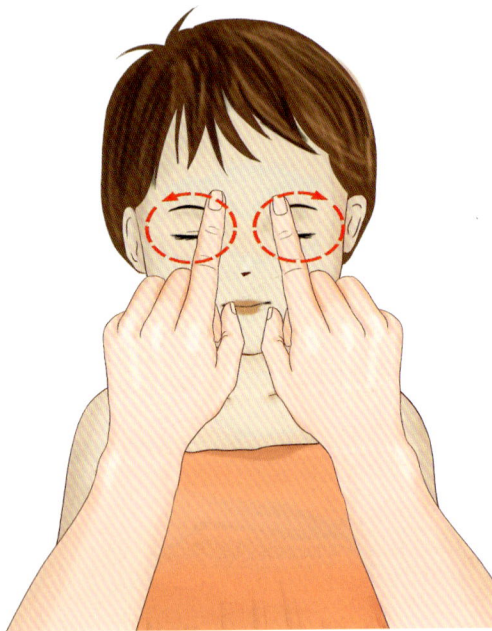

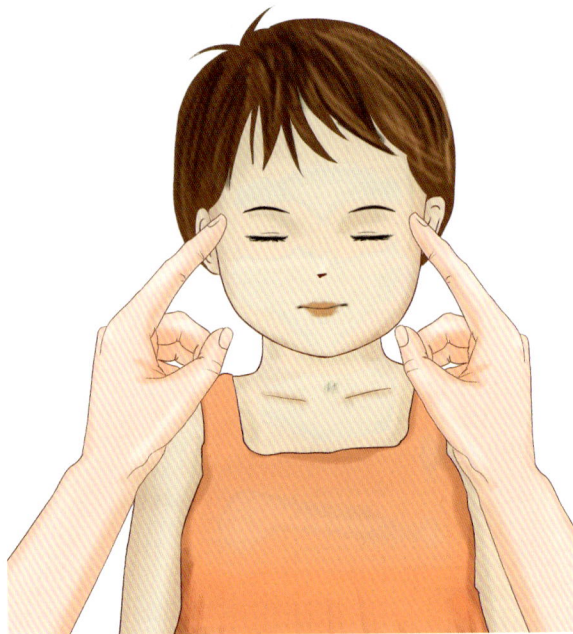

8. 食指的指腹从四白穴开始轻轻擦拭至外眼角,再返回四白穴,重复按摩数次。

9. 拇指、食指对压双侧风池穴,点揉 2 分钟。

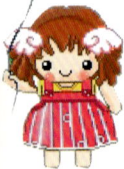

堂穴、肩井穴、心俞穴、肝俞穴、睛明穴、攒竹穴、四白穴、合谷穴、足三里穴、翳明穴

【按摩方法】

1. 孩子仰卧，闭上眼睛，妈妈用大拇指指腹轻轻按揉其眼球 10～15 次。

2. 按揉孩子双侧太阳穴 2 分钟。

3. 孩子坐位，妈妈以大拇指点揉风池穴 1 分钟。

4. 拿捏孩子颈椎两侧的肌肉组织 10～15 次。

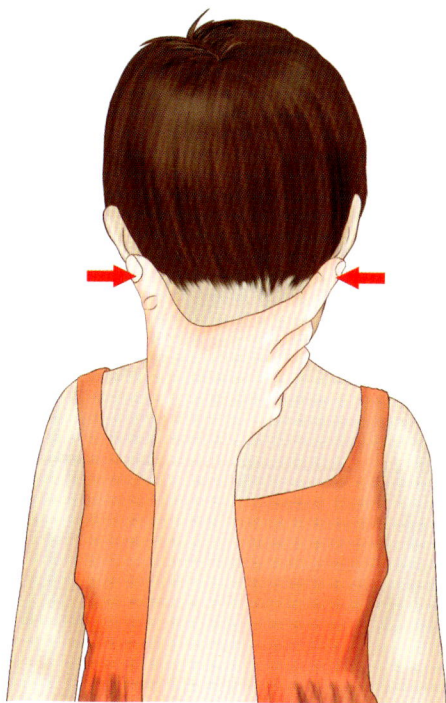

二方：

【取位】

眼球、头皮、耳郭、太阳穴、风池穴、颈椎、印

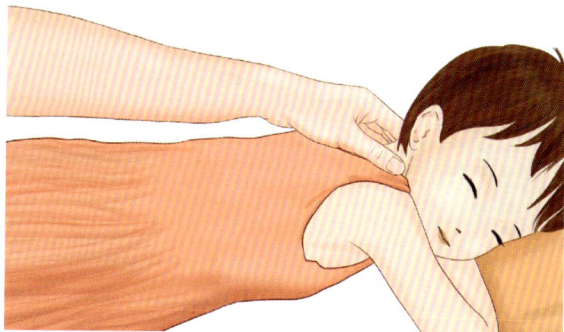

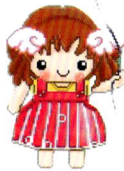

129

5. 妈妈用双手大拇指，从孩子双侧印堂穴开始向头部两边分抹，反复操作 5～10 次。

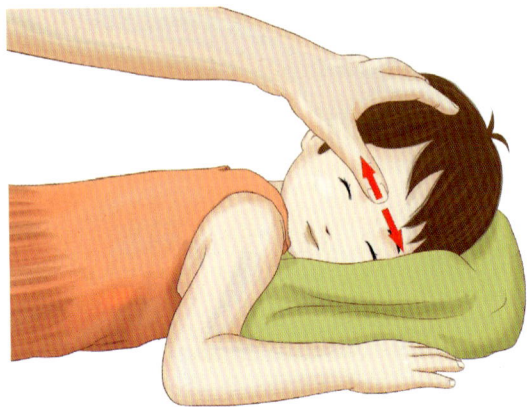

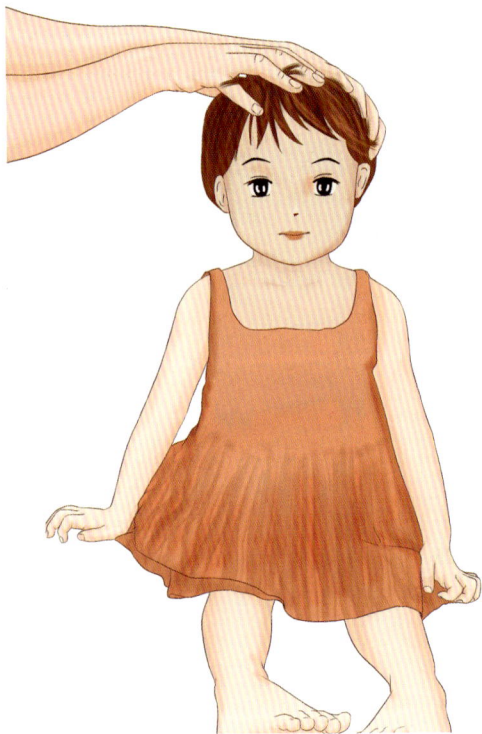

6. 双手拿捏孩子肩井穴 1 分钟。

7. 按揉孩子心俞穴 1 分钟。

8. 手指微屈，用指尖轻轻按揉孩子头皮 1 分钟。

9. 快速梳擦孩子头部 10 次。

三方：

【取位】

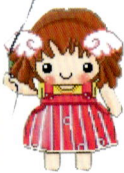

130

眼部、耳郭、睛明穴、攒竹穴、四白穴、太阳穴、合谷穴、足三里穴、翳明穴

【按摩部位】

1. 妈妈点揉孩子睛明穴 2～5 分钟。

2. 妈妈指按攒竹穴 10～20 次。

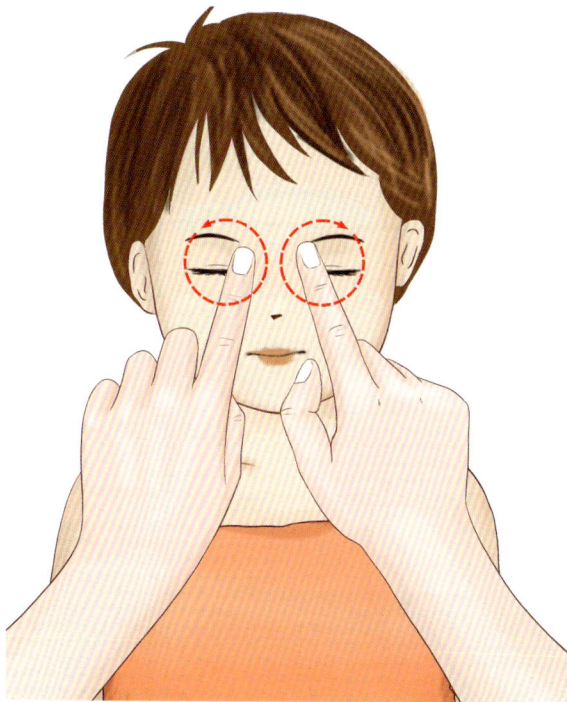

3. 妈妈用双手食指按揉孩子四白穴 10～20 次。

4. 孩子闭上眼睛，妈妈用两手大拇指指腹，从其眼内角沿着眼球上方轻轻按揉至太阳穴。反复操作 10～15 遍。

5. 妈妈用两手食指指腹按揉孩子的太阳穴 2 分钟。

6. 孩子坐位，妈妈用拇指、食指轻轻揉按孩子耳郭，以发热、发红为度。

7. 按揉孩子合谷穴 1 分钟。

8. 按揉孩子足三里穴 1 分钟。

9. 按揉孩子风池穴 1 分钟。

10. 按揉孩子翳明穴 1 分钟。

【反射区按摩】

顶按旋足部肾脏反射区，掐按耳部眼反射区、耳部肝反射区、耳部肾反射区，刮按手部眼反射区，至局部发热微红。

【日常调理】

131

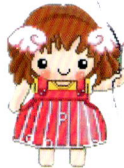

1.看书、看电视时要保持适当距离，端正坐姿，光线充足而柔和。用眼时间不要太久，不要在卧床、走路或乘车时看书。

2.除了足部保健外，还应该坚持做眼保健操，进行眼部护理。

3.要注意喂养含有丰富维生素 A 的食物。防止孩子挑食和偏食，食品应该多样化，有荤有素，互相搭配，或遵医嘱适当服用鱼肝油。

【配套食补方】

枸杞子炒猪肝

功效：枸杞子炒猪肝有补精血、益肝肾、明目的作用。枸杞是名贵的中药材，也是营养丰富的养生佳品，它含有丰富的蛋白质、粗脂肪、胡萝卜素及钙、磷、铁等营养素。从中医角度看，具有滋肝补肾、生精益气、祛风明目的功效，其性平、味甘，可经常食用。

猪肝中的维生素 A 含量超过奶、蛋、肉、鱼等食品。它能有效地保护眼睛，维持正常视力，防止眼睛干涩、疲劳，对夜盲症有治疗的功用。

材料：猪肝 250 克，枸杞子 10 克，盐 2 克，料酒 5 克，味精 1 克，食用油 15 克，大葱 5 克，姜 3 克，酱油 3 克，淀粉 5 克。

做法：猪肝洗净，切片；枸杞子洗净。锅内放油烧热，将葱段、姜片放入油锅略爆后，倒入猪肝和枸杞子翻炒，再分别加入各种调料。最后用湿淀粉勾芡即可。

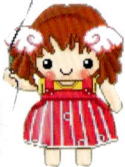

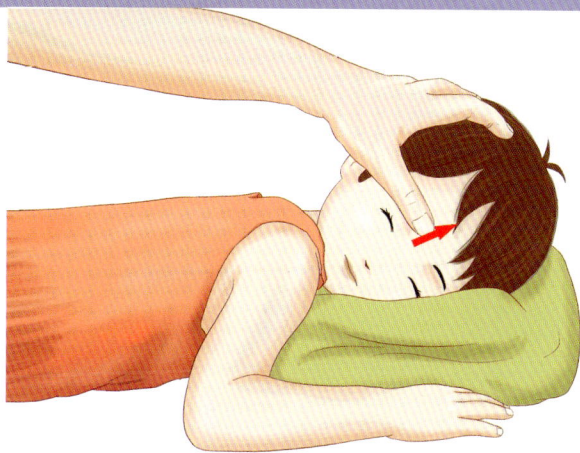

第七章

Part 7

孩子常见病，按摩巧对应

儿童哮喘——宣肺健脾可止喘

儿童哮喘,是一种常见的呼吸道疾病。表现为发作前常有流涕、喷嚏、全身不适等前驱症状,发作时突感胸闷,呼吸困难,哮喘的发作可短暂或持续,严重时出现张口抬肩、难以平卧、大汗淋漓、颈部静脉怒张等。本病虽一年四季均可发病,但以寒冷季节或气候急剧变化时最为常见。现代医学认为本病是一种发作性的肺部过敏性疾病。

中医学认为,外感风寒、邪气犯肺或痰湿停聚,导致肺失清肃,气不得舒而致哮喘。也可能是由于久病后体质素虚、肾气不足,导致诸气上浮而致喘。

【取位】

肩胛骨、腹部、大椎穴、肺俞穴、膈俞穴、肩井穴、天突穴、膻中穴、神阙穴

【按摩方法】

1. 孩子俯卧,妈妈用掌根横擦孩子的肩胛骨内侧部位,持续操作3分钟。

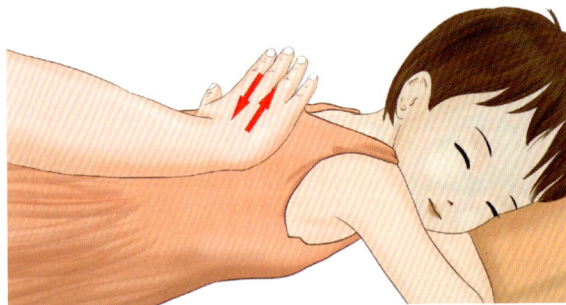

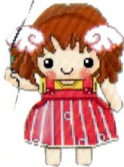

2.用大拇指点揉孩子大椎穴 1 分钟。

井穴 10 次。

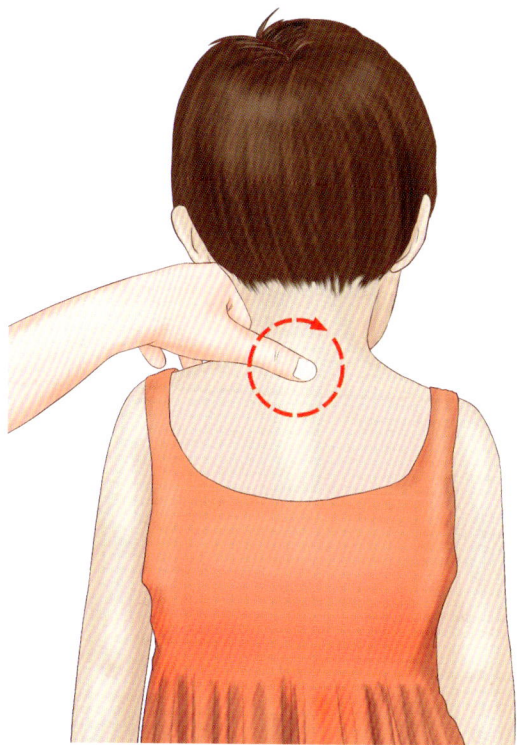

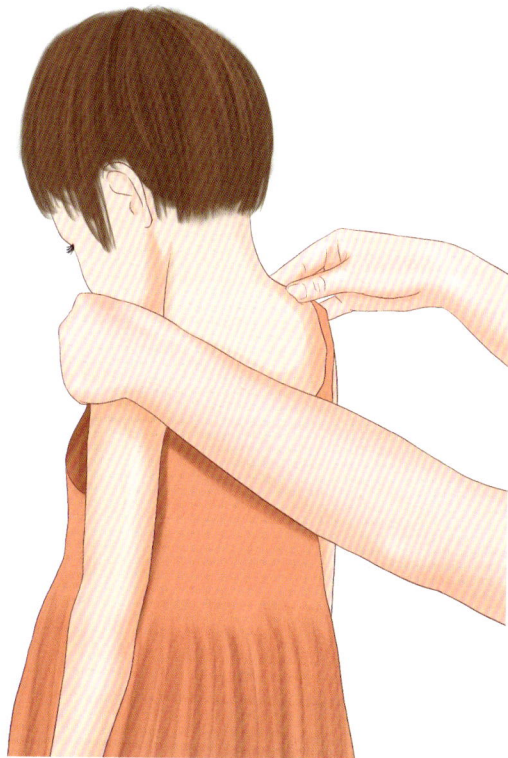

3.以拇指点揉孩子肺俞穴 1 分钟。

4.以拇指点揉孩子膈俞穴 1 分钟。

5.用双手拇指与食、中二指提拿孩子双侧肩

6. 孩子仰卧，妈妈用双手指腹从天突穴开始，自上而下向两侧分推，直至整个胸部，持续 2 分钟。

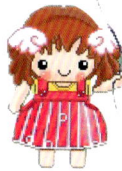

135

时针方向旋转摩动 1 分钟。然后逆时针方向旋转摩动 1 分钟。

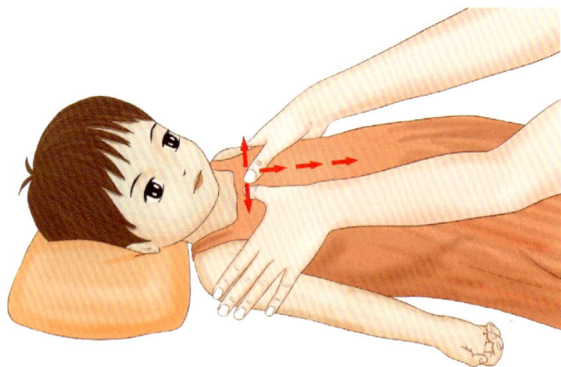

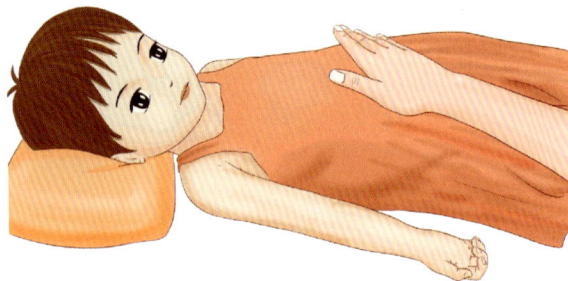

7. 擦孩子胸部 1 分钟。

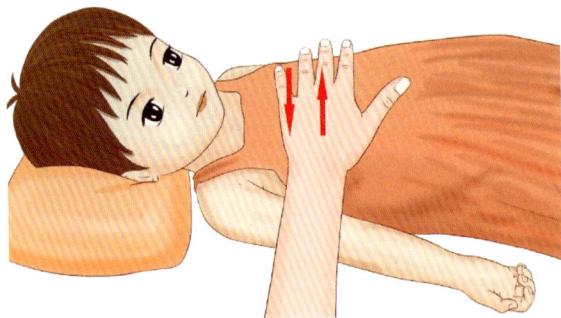

11. 分推腹阴阳 50 次。

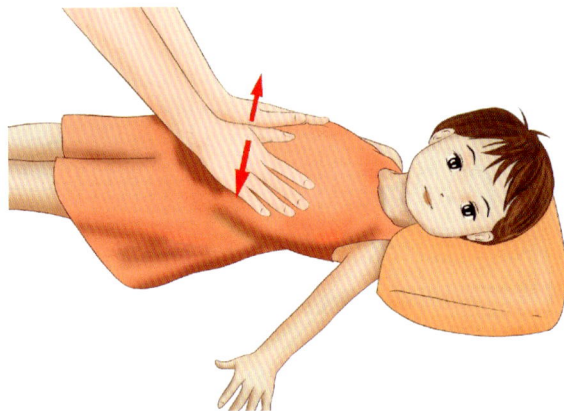

8. 用中指点揉孩子的天突穴 1 分钟。

9. 用中指点揉孩子的膻中穴 1 分钟。

10. 将掌心置于孩子神阙穴，以脐为中心，顺

【日常调理】

1. 注意为孩子保暖，根据天气的变化及时添

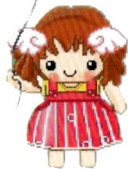

减衣服,尽量避免孩子感冒,因为感冒极易诱发哮喘。

2.家里尽量不要燃点蚊香,不要放置其他有异味的东西。在打扫卫生的时候,尽量将孩子带出室外,避免吸入灰尘,诱发哮喘。

3.经常为孩子换枕套、床单、衣物等,而且要避免虫螨沾染衣物。

4.平时带着孩子进行适当的有氧运动,以此来增加孩子的抵抗力。值得注意的是要避免过量的运动。

5.在饮食方面,应该多给孩子吃一些富含维生素 E 和矿物质的食物,如蔬菜、牛奶等。

【配套食补方】

百合杏仁猪肺汤

功效:汤色乳白,质地嫩香。极有很好的补肺益脾,止咳化痰之功效。适用于咳嗽无力、体质虚弱、面色苍白等症。

材料:鲜猪肺 500 克,杏仁 12 克,党参 20 克,百合 60 克,料酒 10 克,姜 5 克,葱 5 克,精盐、胡椒粉、鸡汤适量。

做法:将猪肺用清水反复灌冲、挤压,冲去血污,再切成两块,在清水中反复泡洗干净,沥干水入锅煮熟,捞起切小块待用。将杏仁去皮及尖,百合逐一剥下瓣,去老瓣,取鲜嫩的瓣,去掉皮膜,放入清水中浸泡去苦味,2 小时后捞起。党参去灰,姜、葱洗净,分别切片及段待用。取一大蒸碗,将杏仁、党参、百合瓣、葱段、姜片、料酒、精盐、鸡汤加入,加盖,入笼蒸 30 分钟取出,加入胡椒粉调好味,即可食用。

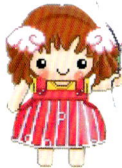

137

儿童便秘——疏通孩子体内的"河道"

儿童便秘,指大便秘结不通,排便困难。通常的诱因有:孩子没养成按时排便的习惯,或由饮食不节、营养不良等。另外,所摄入的食物缺少碳水化合物,会使肠内分解蛋白质的细菌比发酵细菌多,大便呈碱性,必将造成干燥而次数减少。

中医学认为,本病多由大肠积热、气滞、寒凝、阴阳气血亏虚、津液失润所致。常见症状除大便难解外,还易伴有脘腹不适、胸部憋闷、饮食不香、哭闹不宁等。

一方:

【取位】

升结肠、横结肠、降结肠、中脘穴、天枢穴、足三里穴、膻中穴、关元穴、七节骨、龟尾穴

【按摩方法】

1.孩子仰卧,妈妈用大拇指点按中脘穴1分钟。

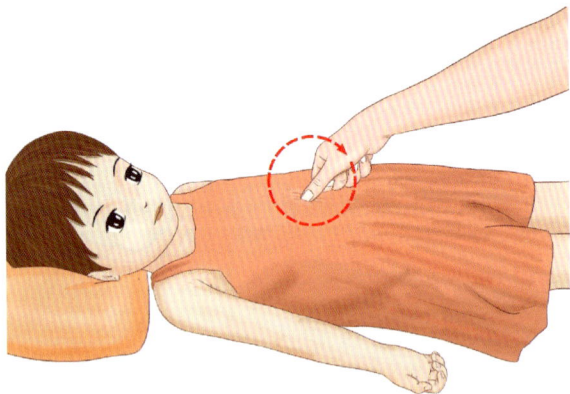

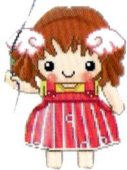

2. 用拇指点按孩子天枢穴 1 分钟。

3. 用拇指点按孩子足三里穴 1 分钟。

4. 用两手掌根着力,自孩子的膻中穴开始,往下按抚至关元穴,反复操作 10 次。

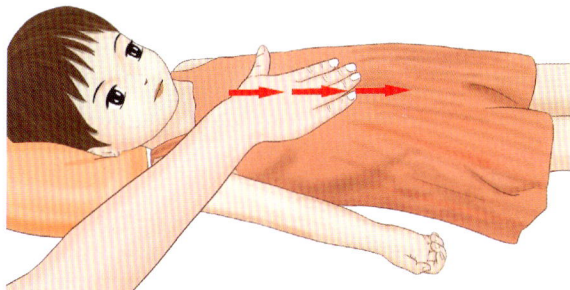

5. 手掌着力,沿孩子升结肠、横结肠、降结肠方向作反复轻快、柔和的运摩 5 分钟。横结肠压力宜重,降结肠压力宜轻。

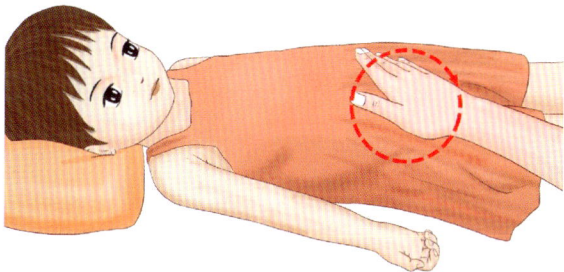

6. 孩子俯卧,妈妈用大拇指推孩子的七节骨 500 次。

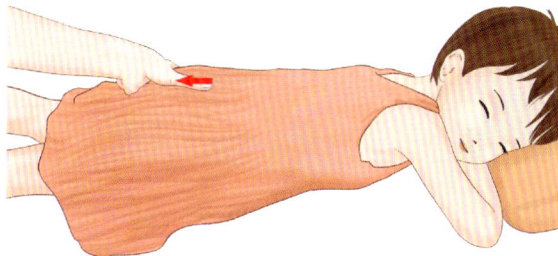

7. 用指按揉孩子的龟尾穴 1 分钟。

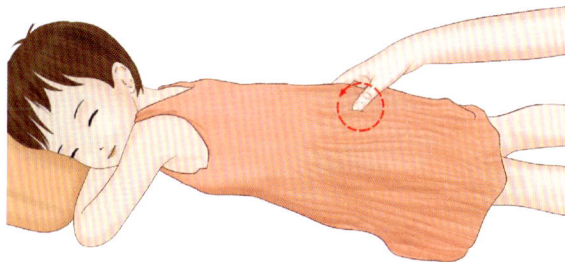

二方:

【取位】

中脘穴、天枢穴、七节骨穴、脾俞穴、大肠俞

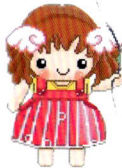

139

穴、足三里穴、大肠经、六腑、脾经、肾经、三关

【按摩方法】

1. 孩子仰卧,妈妈用掌根顺时针按摩其中脘穴 5 分钟。

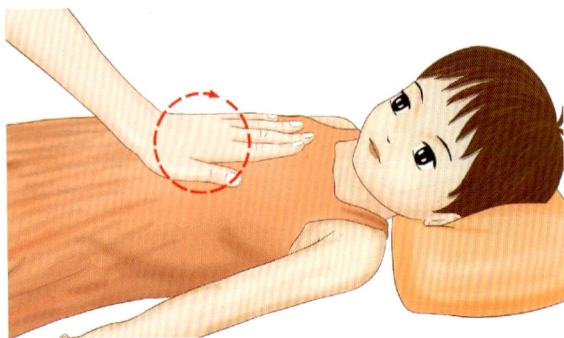

2. 用拇指和中指点揉孩子双侧天枢穴 3 分钟。

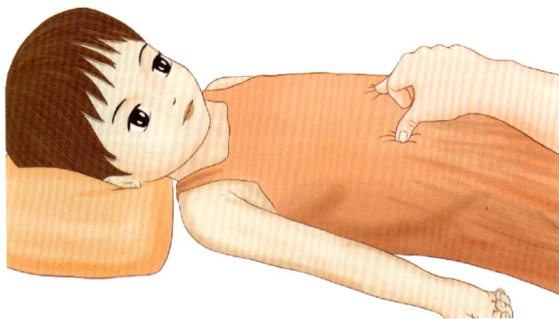

3. 孩子俯卧,妈妈用大拇指自上向下推孩子七节骨 400 次。

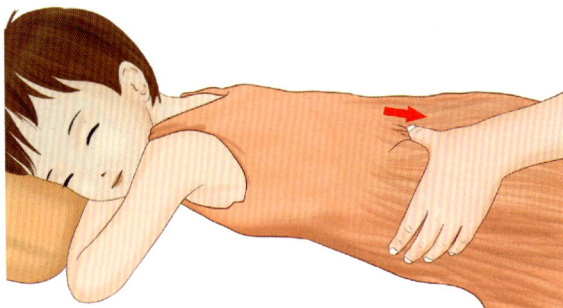

4. 点揉孩子双侧脾俞穴、大肠俞穴各 1 分钟。

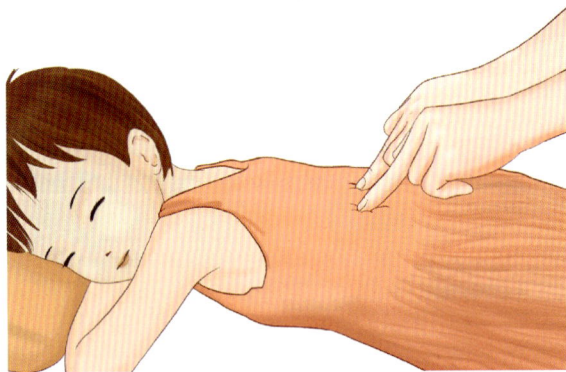

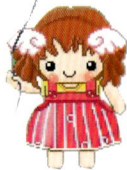

【随证加减】

1.实秘

大便干结,口干口臭,嗳气频作,腹满痛,小便黄少,面红身热,舌红,苔黄。

(1)清大肠、推六腑各 300 次。

(2)掐揉足三里穴 2 分钟。

2.虚秘

大便不硬,却便秘不畅,伴有神疲乏力,面色苍白,唇淡,舌质淡,苔薄白。

(1)补脾经、补肾经、推三关各 300 次。

(2)掐揉足三里 3 分钟。

(3)捏脊 5～10 遍。

【日常调理】

1.家长应及时改变孩子的日常饮食习惯,让他们多摄入些粗粮、蔬菜等食物,并且养成定时排便的好习惯,还应该注意休息,消除紧张的情绪。

2.如果孩子大便数天还没有缓解,按摩后不能立即排便,可先用开塞露,或用导泻液灌肠治疗,以缓解症状,之后再用按摩治疗。

【配套食补方】

杏仁芝麻粥

功效:黑芝麻富含不饱和脂肪酸、蛋白质、钙、磷、铁质等营养元素,甘、平,能滋养肝肾、润燥滑肠;杏仁能止咳、平喘、润肠、通便。本款粥对气血亏虚引起的便秘疗效显著。

材料:杏仁 10 克,黑芝麻 20 克,大米适量。

做法:将黑芝麻、杏仁、大米洗净,泡在水里,浸胀后捞出备用。将 3 种原料一起放入碗内捣烂成糊,放入沙锅,加适量水煮开,然后用小火炖烂,加入冰糖,煮开即可。

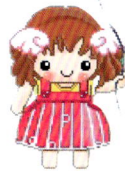

141

儿童腹泻——促进脾胃和全身气血运行

儿童腹泻是由于脾胃功能失调所导致的一种消化道疾病。本病四季皆有，以夏秋季较为多见。迁延时间长会导致营养不良，生长发育迟缓，疳积等症。

中医认为，儿童脾胃功能非常薄弱，如喂养不当，饥饱无度，饮食生冷不洁，过热或受凉，都容易导致脾胃运化失调，从而引起腹泻。主要症状是大便次数明显增多，粪便溏薄，或者稀如水样，常伴有腹胀痛、恶心、呕吐、发热、食欲不振等症状。

【取位】

腹部、脊背、七节骨、脾俞穴、胃俞穴、大肠俞穴、大肠经、板门穴、天枢穴、足三里穴、小肠经、三关、六腑、脾经、龟尾穴、肾俞穴

142

【按摩方法】

1. 用大鱼际逆时针按摩孩子腹部，约5分钟。

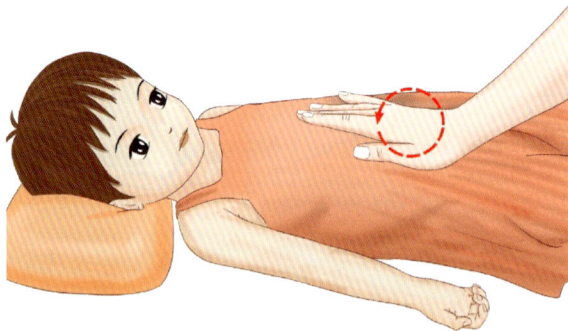

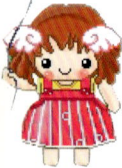

2. 用大拇指自下向上推孩子七节骨，约 300 次。

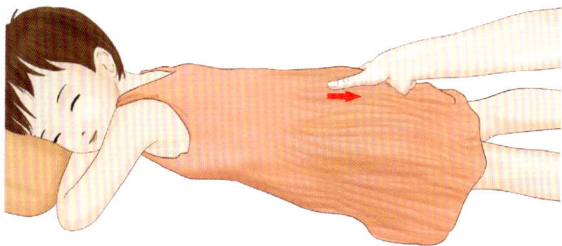

3. 妈妈以拇指点按孩子双侧脾俞穴，约 1 分钟。

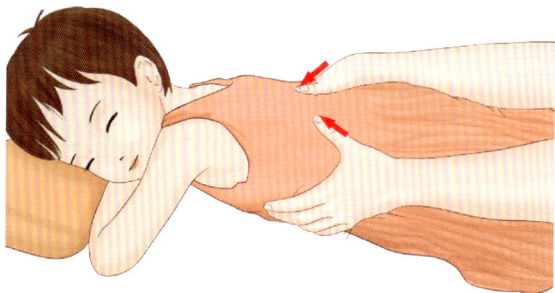

4. 以拇指点按孩子双侧胃俞穴，约 1 分钟。

5. 以拇指点按孩子双侧大肠俞穴，约 1 分钟。

【随证加减】

1. 伤食泻

粪便稀溏，气味酸臭，夹杂食物残渣，恶心、呕吐、纳呆、口臭、腹胀，便前常有哭闹不安，舌苔厚腻。

（1）清大肠 300 次。

（2）揉板门 200 次。

（3）按揉双侧天枢穴、足三里穴各 1 分钟。

2. 热泻

大便急迫，色褐恶臭，夹有黏液，发热口渴，或渴不欲饮，肛门灼热，小便短少，舌质红，苔黄腻。

（1）清脾经、大肠各 200 次，补小肠经 100 次。

（2）推三关 100 次。

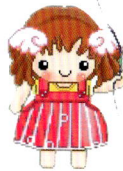

143

（3）退六腑 200 次。

（4）按揉天枢穴 2 分钟。

3. 寒泻

便稀色淡，带泡沫，无臭味，腹痛肠鸣，恶寒，发热，鼻塞流涕，口不渴，舌苔白腻。

（1）补脾经 200 次。

（2）推三关 100 次。

（3）按揉龟尾穴 300 次，足三里穴 3 分钟。

4. 脾虚泻

久泻不愈，或反复发作，大便稀薄，粪便中夹食物残渣或不消化的奶瓣，面色少华，神疲纳呆，舌质淡，苔薄腻。

（1）补脾经、大肠各 300 次。

（2）推板门 100 次。

（3）按摩脊背 5～10 遍。

（4）按揉肾俞穴、足三里穴各 2 分钟。

【反射区按摩】

轻轻按压手部大肠反射区、手部十二指肠反射区、足部十二指肠反射区、足部小肠反射区、足部回盲瓣反射区、足部升结肠反射区、足部横结肠反射区，每个反射区各 30 次，每日 3 次。

【日常调理】

1. 不要完全禁食，应该让孩子增加流食的摄入，如藕粉、菜汁、果汁、鸡蛋汤、软面和稀粥等。

2. 在饮食中适当添加一些水果和蔬菜，如西红柿、土豆、茄子、黄瓜、柑橘等，可起到止泻收敛、增加体内津液的作用。

3. 少吃或不吃油腻、寒凉和含粗纤维过多的食物，如韭菜、芹菜、辣椒和动物油脂、香蕉、苹果等。

4. 如系感染性腹泻，应及时就医。

【配套食补方】

鹌鹑赤豆羹

功效：本羹汤汁浓味鲜美，一天服用两次。能有效地补脾开胃，除湿。用于脾虚失运、食滞不化、腹泻乏力、面色发黄等症。

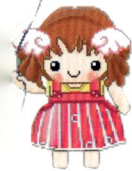

材料：鹌鹑 2 只，赤小豆 30 克，生姜、精盐各 3 克，藕粉、清汤各适量，桂花少许。

做法：将鹌鹑去毛，掏干净内脏、去脚爪，洗净，沥干水，切成丁备用。生姜洗净沥干，切片备用。将赤小豆洗净，放入锅中煮至酥烂备用。锅内加入清水烧开，下入鹌鹑丁汆一下，去血污后捞出，装入大碗中，同时在碗中加入清汤、生姜片、精盐，然后入笼蒸 30 分钟，待熟后取出待用。将部分鹌鹑肉、赤小豆倒入锅中烧开，加入少许桂花、藕粉，勾成汤芡，装入碗中即可食用。

儿童盗汗——不让热邪趁虚而入

盗汗是在睡梦中不自觉地出汗，醒来就停止的一种病证，常被称为"寝汗"。现代医学认为，孩子的新陈代谢比较旺盛，而且多活泼好动，出汗量自然比成人量多，这是正常的生理现象。但是如果孩子患有佝偻病，身体较虚弱，在白天过度活动后，晚上入睡时往往多汗，这就属于盗汗。另外，活动性肺结核、自主神经功能紊乱、风湿热等病证也可出现盗汗现象。

中医学认为本病是由于阴阳失调、腠理不固，导致汗液外泄失常。多与心、肺、肾三脏阴虚有关。常见症状为：睡时全身汗出，醒则汗止，常兼五心烦热，口干口渴等。

145

一方：

【取位】

手臂、腿部、背部、头部、百会穴、阴郄穴、肺经、脾经、心经、肾经、肾顶、肾纹、六腑、足三里、太溪穴、涌泉穴、心俞穴、肺俞穴、脾俞穴、肾俞穴

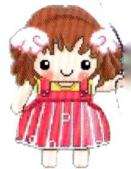

【按摩方法】

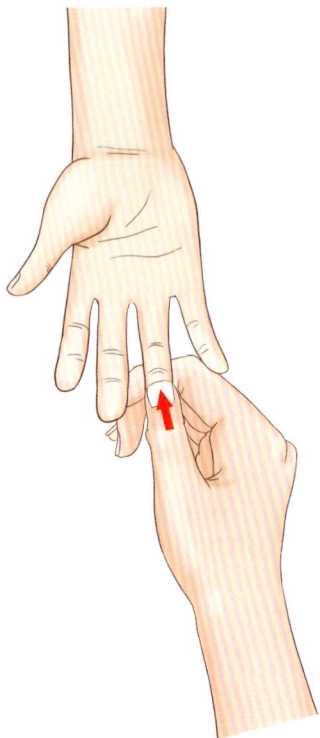

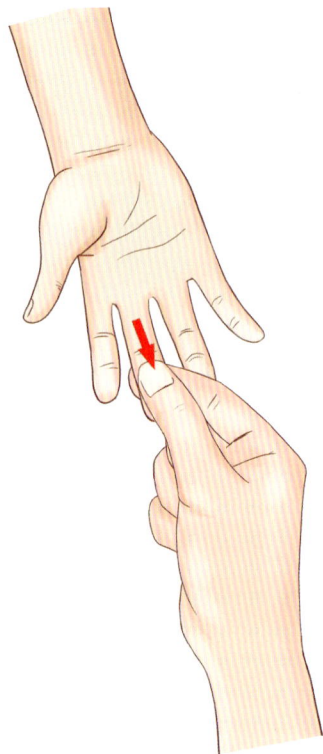

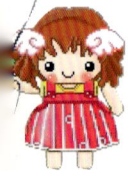

146

1. 补肺经 200～400 次。

2. 清心经 100～300 次。

3. 补肾经 200～400 次。

4. 揉肾顶 100～300 次。

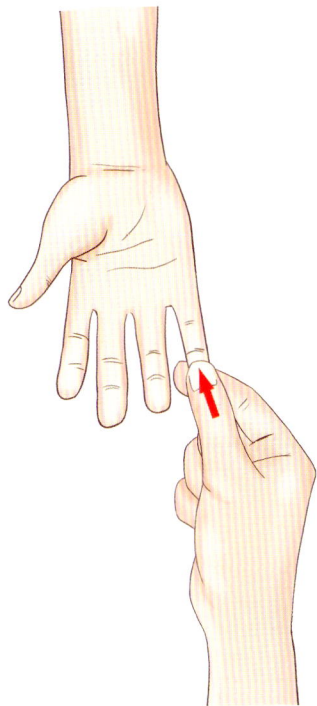

5. 揉肾纹 100～300 次。

6. 用大拇指掐孩子阴郄穴 30 次。

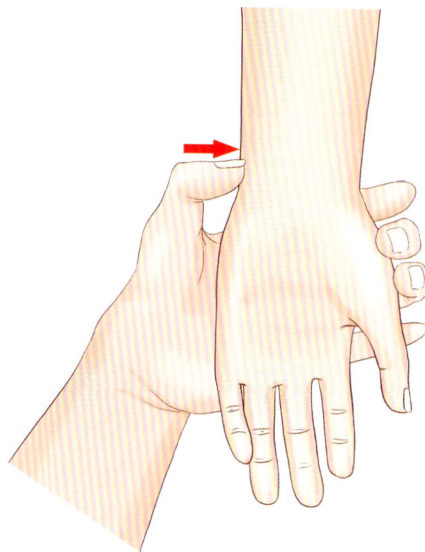

7. 补脾经 200 次。

8. 退六腑 200 次。

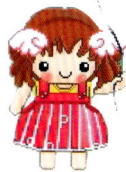

儿推拿广意》、骆如龙的《幼科推拿秘书》、夏云

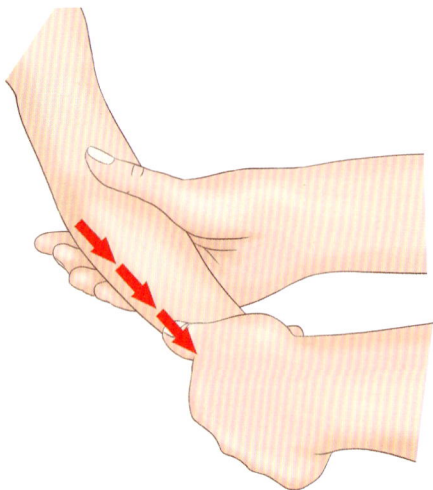

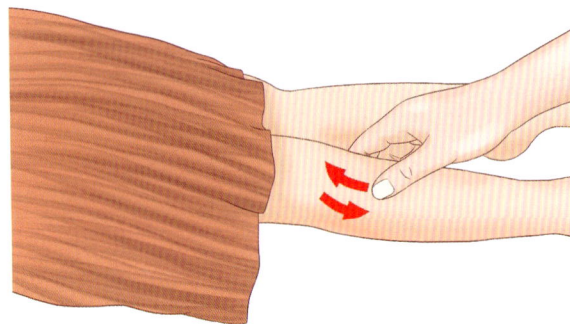

占据着非常重要的地位,在当时的儿科著作中占很大比重。其中较为著名的有熊应雄的《小

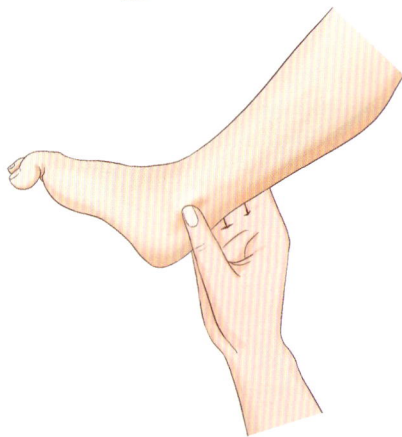

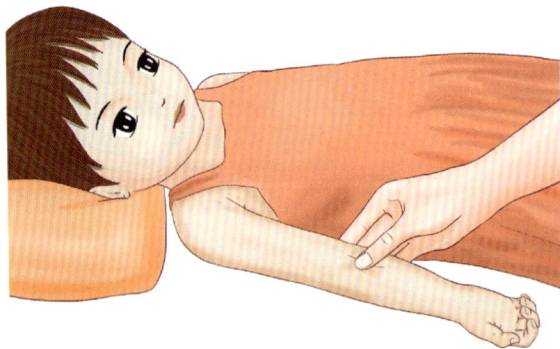

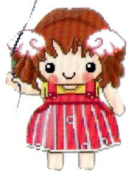

148

10. 点按、弹拨足三里、太溪穴，各 1 分钟。

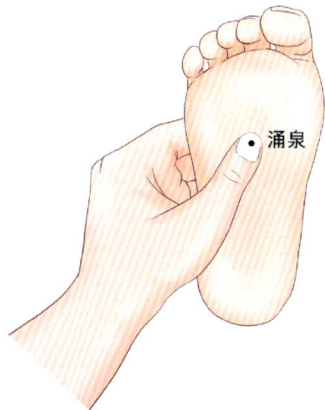

11. 揉按涌泉穴 30 次。

12. 孩子俯卧，妈妈用大拇指按揉孩子心俞、肺俞、脾俞、肾俞穴，各 1 分钟。

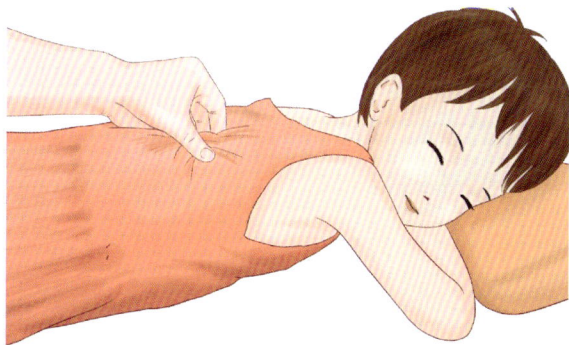

13. 捏脊 5～10 次。

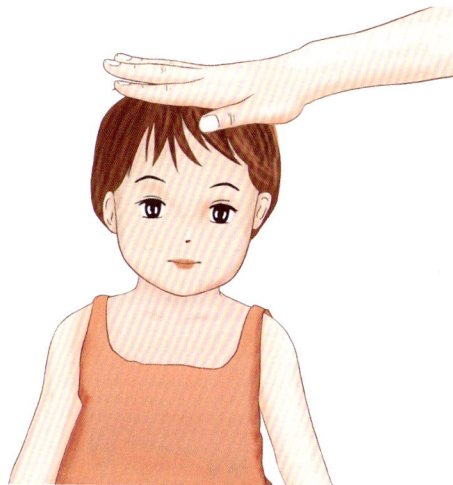

14. 轻抚头顶百会穴 30 次。

二方：

【取位】

足三里、太溪穴、心俞穴、肺俞穴、脾俞穴、肾俞穴、阴郄穴、四肢内侧

【按摩方法】

149

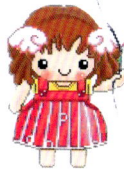

1. 孩子仰卧，妈妈对其足三里穴进行点按，约 1 分钟。

2. 对孩子太溪穴进行点按，约 1 分钟。

3. 以大拇指和其余四指相对，揉拿孩子四肢内侧面 2～5 分钟。

4. 以大拇指按揉孩子心俞穴 1 分钟。

5. 孩子俯卧，妈妈以大拇指按揉其肺俞穴 1 分钟。

6. 以大拇指按揉孩子脾俞穴 1 分钟。

7. 以大拇指按揉其肾俞穴 1 分钟。

8. 以大拇指适量掐孩子的阴郄穴 30 次。

【日常调理】

1. 儿童盗汗，妈妈要及时用干毛巾为他擦干皮肤，第一时间为他换衣服，动作要轻快，避免孩子受凉感冒。

2. 注意给孩子及时补充水分和盐分。可以在白开水中少加一点食盐、糖，糖可以促进水和盐的吸收。

3. 妈妈要经常为孩子晾晒被褥，日光不仅可

150

以加热干燥，还有消毒杀菌的作用。

4. 对盗汗的孩子，应让他们进行有计划的、适当的体质锻炼，比如日光浴、冷水浴等，这样才能增强体质，提高适应能力。

【配套食补方】

泥鳅豆腐汤

功效：自古以来，中医就一直把泥鳅当作是治病的良药，它富含钙、磷、铁等微量元素，能够增强孩子的抗病能力。泥鳅有补中益气、滋阴止渴、清热祛湿的功效，对小儿盗汗极为有效。

材料：泥鳅适量，豆腐 150 克，葱、香菜、姜片适量，白胡椒粉适量，料酒 1 汤匙，盐适量。

做法：用清水将泥鳅洗净，在沸水中氽一下，捞起备用。将洗干净的豆腐切小块备用，葱切粒，香菜切段。将锅烧热放 3 汤匙油，立刻放入泥鳅两面煎香，再淋入料酒，倒入水和姜片，烧开后再放入豆腐，用文火煮 30 分钟。最后撒入葱粒、香菜、盐和白胡椒粉调味即可。

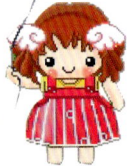

儿童厌食——理顺肠胃，喜笑"食"开

厌食，指儿童较长时期食欲不振，甚则拒绝进食，而无外感、内伤疾病的一种常见病症。近年来，患此病的孩子数量日渐增多，尤以城市更为常见，其中独生子女的发病率较高，多以1～6岁儿童为主。现代医学中的"神经性厌食"与儿童厌食相类似。

中医学认为，儿童脾胃功能较成人非常薄弱，如果过食生冷、肥腻的食物，或进食不规律、饥饱无度等，都会损伤脾胃，导致厌食症。另外，有些孩子先天禀赋不足、脾胃虚弱，或者因疾病迁延，损伤了脾胃功能，导致消化、吸收功能低下，都能导致厌食。

一方：

【取位】

按摩腹部、手部、背部脊椎，主要按摩少商穴、大鱼际、足三里、脾俞穴、胃俞穴、板门穴、涌泉穴、腰眼穴、劳宫穴、内八卦。

【按摩方法】

1. 妈妈用拇指的螺纹面沿着孩子的拇指和食指的外侧边缘，从指尖向指根直推100～300次。

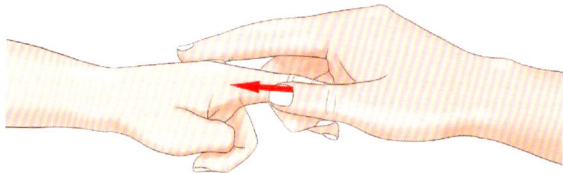

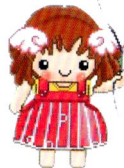

2. 用中指和食指指腹从孩子肘关节内外两侧直推腕关节各 200 次。

3. 用中指点揉孩子大鱼际、板门穴、劳宫穴各 100～300 次。

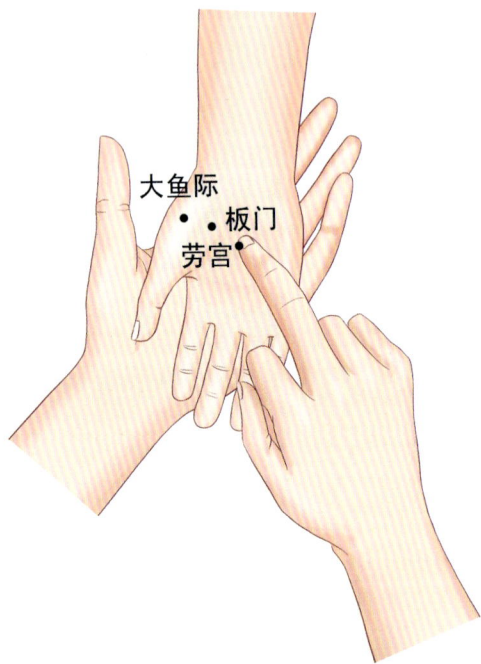

4. 在孩子手心按顺时针方向运内八卦 100 次。

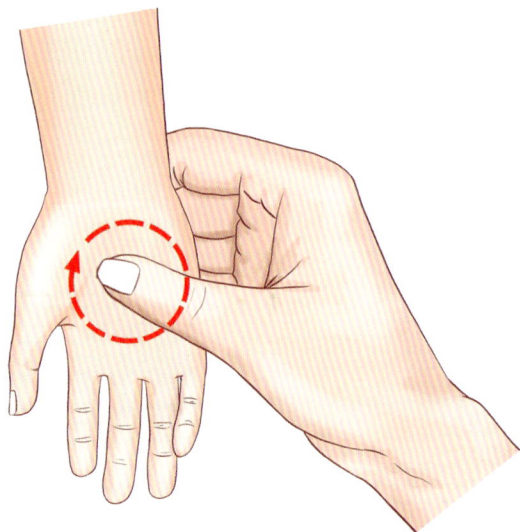

大鱼际
板门
劳宫

5. 妈妈以手掌大鱼际为轴心,在孩子肚脐上方的中脘穴、天枢穴按顺时针方向和逆时针方向各揉 3 分钟。

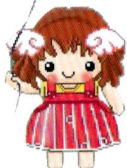

次,按揉的节奏以孩子的呼吸为准。

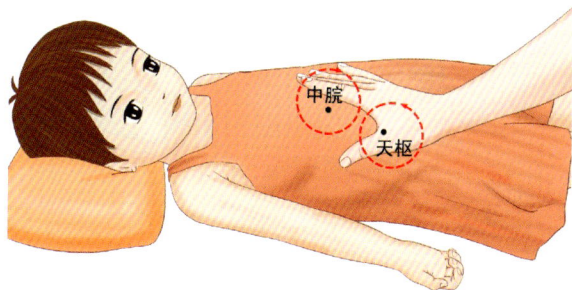

6. 从孩子腹部中央向两侧分推 100 次。

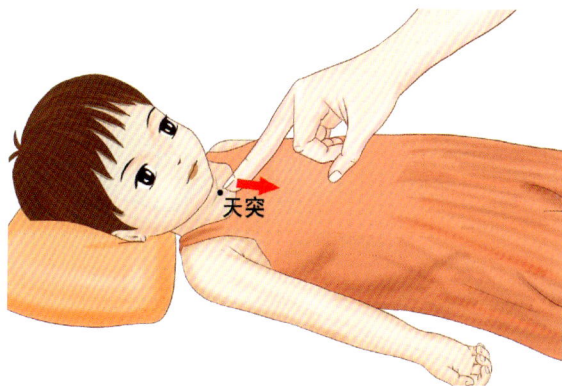

8. 孩子俯卧,妈妈将手对搓热后,紧贴在腰眼处稍停片刻,然后稍用力,向下搓到龟尾部位 50～100 遍。

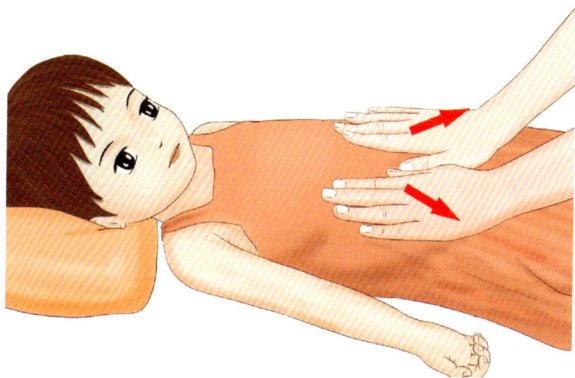

7. 用中指指端由下向内按揉孩子天突穴 30

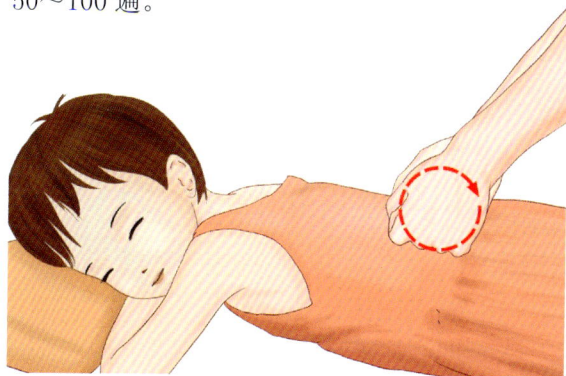

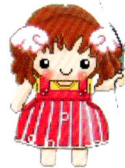

153

9. 妈妈双手轻握拳,用拳眼或拳背旋转按摩孩子腰眼处,每次5分钟左右。

10. 在孩子背部沿着脊椎从上至下轻轻抚摩几次。

11. 自孩子颈部开始捏脊椎上方的皮肤直至尾骨,捏一遍后,再重复第二遍,此时捏三下将皮肤向上提一下,以后交替进行。然后将第一、二遍的手法重复进行,共7次。

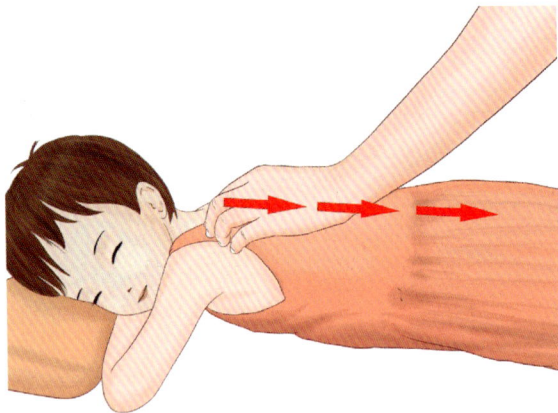

12. 按揉背部的脾俞穴、胃俞穴各1分钟。

13. 点揉足三里穴、涌泉穴各100次。

二方:

【按摩部位】

脘腹、腹部、脊背、中脘穴、天枢穴、足三里穴、脾经、板门穴、内八卦、脾俞穴、胃俞穴、涌泉穴、肾俞穴、肾经

【按摩部位】

1. 孩子仰卧,妈妈点揉其中脘1分钟。

2. 妈妈以拇指点揉孩子天枢穴1分钟。

3. 顺、逆时针按揉孩子脘腹3分钟。

4. 分腹阴阳100次。

5. 妈妈以拇指点揉孩子足三里穴1分钟。

6. 妈妈反复捏脊10～15遍。

【随证加减】

1. 脾失健运型

面色少华,不思饮食,多食或迫食后有恶心、呕吐,脘腹作胀,形体偏瘦,精神状态无特殊异

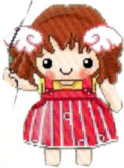

常,大小便正常,舌苔白。

(1)补脾经 300 次。

(2)揉板门 300 次。

(3)顺时针运内八卦 100 次。

(4)按揉脾俞 1 分钟。

(5)按揉胃俞穴 1 分钟。

2.胃阴不足型

口干多饮,不喜进食,皮肤缺乏润泽,大便干结,舌质红,舌苔多光剥,或光红少津。

(1)补肾经 300 次。

(2)揉涌泉穴 100 次。

(3)按肾俞穴 1 分钟。

(4)按胃俞穴 1 分钟。

【日常调理】

1.培养良好的饮食卫生习惯,定时、按顿进食,饭前不吃零食、不喝饮料,因为血糖升高会影响食欲。要注意经常为孩子变换饮食品种,不要千篇一律,应该做到荤素搭配。

2.让孩子保持轻松愉快的进食情绪,创造良好的就餐气氛。即使有几次孩子进食质量不佳,也不要着急,切不可威胁恐吓孩子进食,也不要乞求其进食。一餐不吃,不必过分焦虑,也不要用零食补充,下餐饿了自然会吃。当孩子不愿吃某种食物时,妈妈应当有意识、有步骤地引导他们品尝这种食物,既不可无休止地迁就,也不可过分勉强。

3.父母应该为孩子做最好的榜样,如果父母挑食、偏食,孩子也一定会受到影响,出现厌食的症状。所以父母一定要以身作则,给孩子一个正面的影响。

4.要保证孩子的饮食卫生,还要为其生活制定规律,让他们保持充足的睡眠,定时排便。另外,还要加强孩子的体育锻炼,尤其是长跑、游泳等耗氧运动。

5.不要盲目吃药,不要滥用保健品。日常可适当让孩子服用调理脾胃,促进消化吸收功能的

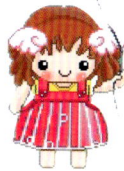

155

中、西药,例如健儿消食口服液、小儿消积丸、小儿喜食片、健脾糕片、大山楂冲剂和健儿散等。

【配套食补方】

马蹄烧香菇

功效:马蹄和香菇搭配,不仅味美口感好,还有补脾养胃、消积清热之功效。适用于食欲不振、烦热口渴、脾胃阴虚等症。

材料:马蹄300克,发好的香菇100克,味精2克,料酒、淀粉各10克,酱油5克,姜6克,精盐3克,鸡汤、花生油各适量。

做法:将发好的香菇洗净,沥干水,切片备用。将马蹄去皮洗净,切片备用。把姜洗净,切末备用。锅烧热,放入花生油烧至七成热,将香菇、马蹄一起倒入,炒香后再放入姜末、料酒、酱油、精盐炒入味,然后加入鸡汤,用小火烧至汤汁浓,再加入味精,最后用水淀粉勾芡,起锅装入盘中即可。

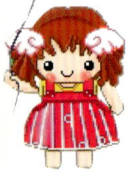

儿童疳积——增强脾胃动力，消除消化不畅

疳积是由于消化功能长期障碍而引起的一种慢性消耗性疾患。现代医学认为，本病多因喂养不良、饮食不足，或者消化功能不健全，而经常呕吐、腹泻等因素所致。比较重的孩子由于抵抗力大大降低，常出现各种并发症，以贫血、维生素缺乏症最多，久而久之，会影响孩子的正常发育。

中医认为，患疳积的原因是饮食不当损伤脾胃，或者是疾病日久导致脾胃虚弱。常见症状为：孩子形体消瘦，精神委靡不振，皮下脂肪迅速减少，肌肉变得松弛，肤色淡白无光泽，毛发枯黄，大便异常，腹大拒按等。重症可出现夜盲症、浮肿等维生素缺乏症，甚者生长发育、智力等均受影响。

一方：

【取位】

中脘穴、足三里穴、脐、脊背、脾经、板门穴、脾俞穴、胃俞穴、腹部

【按摩方法】

1.孩子仰卧，妈妈用掌根揉中脘穴5分钟。

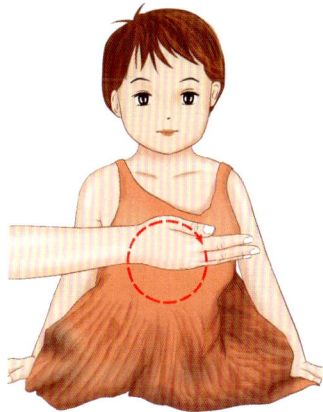

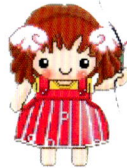

157

2. 妈妈用掌根揉孩子脐部 5 分钟。

3. 孩子俯卧,妈妈采用自下而上捏脊法 5 ～ 10 遍。

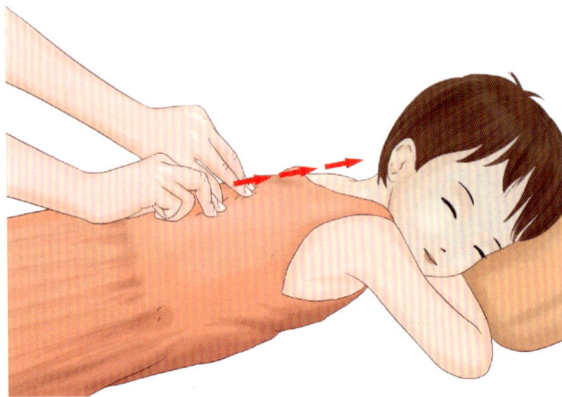

158

4. 妈妈轻揉孩子背部 1 分钟。

5. 孩子仰卧,妈妈揉其足三里穴 2 分钟。

【随证加减】

1. 饮食伤脾型

面色无华,消瘦,见食则恶,嗳气酸腐,腹胀痛,大便恶臭,小便浑浊,睡不安,舌苔厚腻。

(1)清脾经各 300 次,清大肠 200 次。

(2)按揉板门 100 次,掐捏四横纹穴 50 次。

2. 脾胃虚弱型

面色萎黄,精神委靡,毛发稀疏,睡眠露睛,腹膨大,青筋显露,腹凹如舟,骨瘦如柴,四肢不温,大便溏薄,苔薄白。

(1)清脾经、揉板门各 300 次。

(2)按揉脾俞、胃俞各 2 分钟。

(3)分腹阴阳 30 次。

二方:

【取位】

合谷穴、足三里穴、太冲穴、大都穴、太白穴

【按摩方法】

1. 妈妈用拇指和食指的指腹对捏起孩子双手的合谷穴各 36 次。

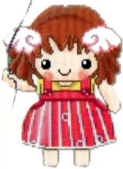

合谷　合谷

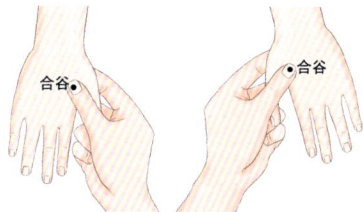

2. 妈妈用双手拿捏孩子肩峰肌肉 18 次。

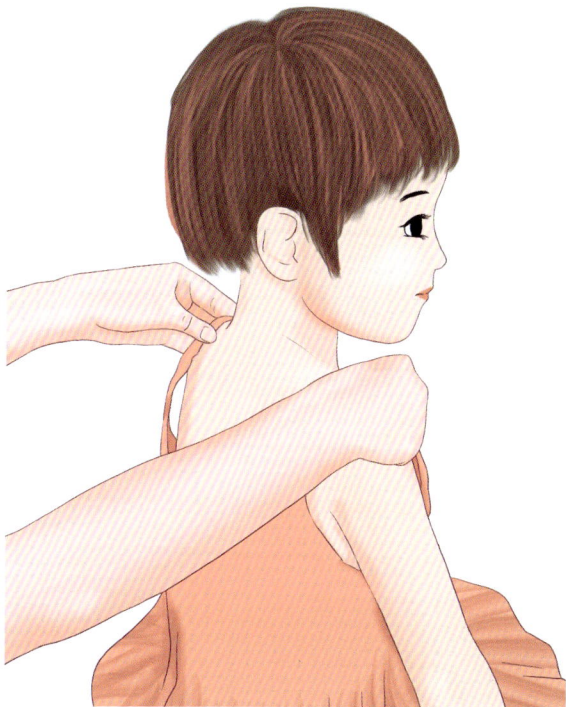

3. 妈妈双手手掌相叠，置于孩子肚脐，以脐部为轴心，用手掌在中腹和下腹沿顺时针方向按摩揉动。

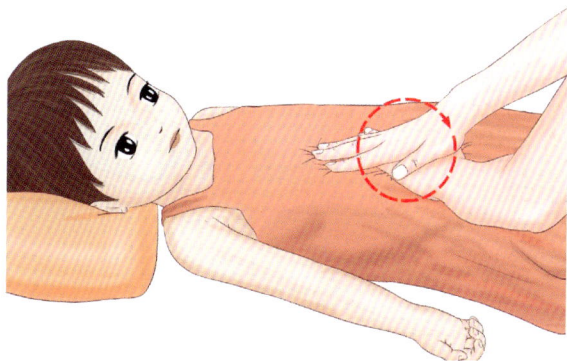

159

4. 用拇指与其余四指相对，依次捏拿孩子双足的大都穴与太白穴各 36 次。

5. 用拇指的指甲掐揉孩子足三里与太冲穴各 18 次。

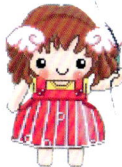

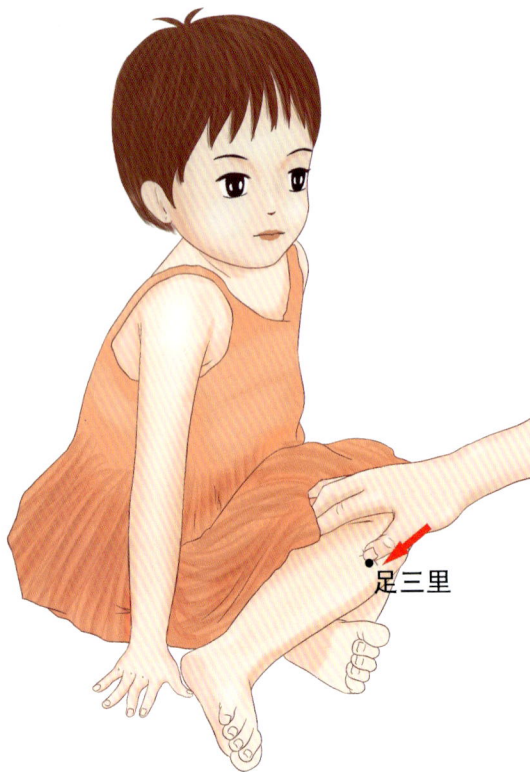

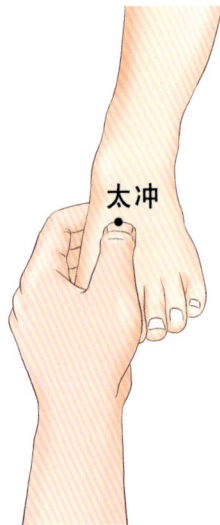

太冲

足三里

三方：

【取穴】

膻中穴、乳中穴、胃反射区、十二指肠反射区、腹腔神经丛反射区

【按摩方法】

1.孩子仰卧，妈妈用掌心压住孩子鼻尖，以画圈式手法按揉30秒。

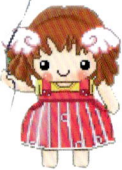

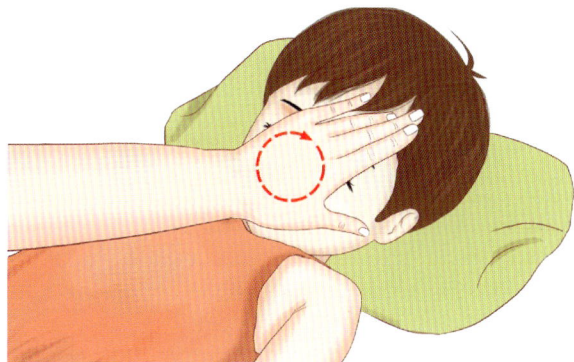

2. 将五指并拢，缓缓地抚摸孩子面部，使其放松。

3. 双手拇指的指腹置于孩子胸前，其余四指置于腋下，手指同时用力提拿胸部肌肉，同时带动肌肉向内外转动，重复 3 次。

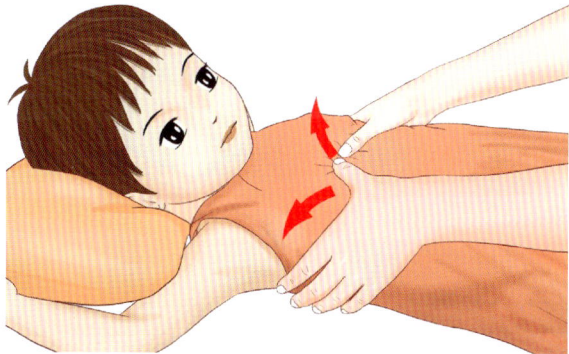

4. 将十指紧贴于孩子胸前，指尖朝下，沿肚脐两旁推抹至下腹部，然后再按照"右——上——右肋下——左"的路线进行按摩。重复 3 次。

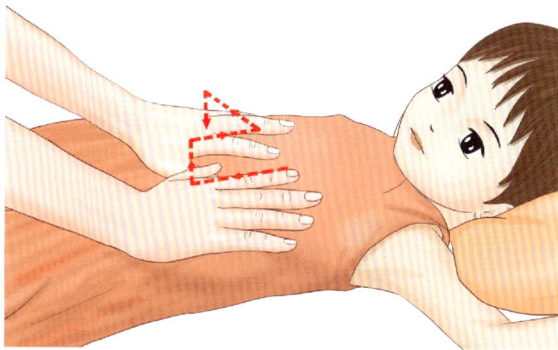

5. 找到足底的胃反射区、十二指肠反射区和腹腔神经丛反射区，食指关节稍用力，各按摩 30～50 次。

【日常调理】

1. 在孩子饮食方面，妈妈应该时刻遵循先稀

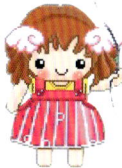

后干，先素后荤，先少后多，先软后硬的原则。还应该注意饮食营养的搭配。

2. 除了按摩，还可以在家对孩子进行简易的针灸。选用三棱针或者缝衣针，将针进行高压消毒，也可选择用 75% 酒精（乙醇）浸泡 30 分钟，或者煮沸 20 分钟的方法消毒。消毒后取出针，放在消毒盒内备用。

然后将孩子的手掌洗净，妈妈先用 2% 碘酊涂擦，待碘酊稍干后，再用 75% 的酒精，将孩子掌面第 2、3、4、5 指腹侧及第 1、2 指间关节横纹处由中心向外周擦拭消毒。然后用消过毒的针挑刺上述横纹中心，对准挑点后，需快速地向中心方向斜刺一分深度，稍提摇。妈妈以左手在第 1 指节腹面向针尖方向按准，随即出针，针口可见少许黏黄液体，用指尖对刺口挤压，使液尽出，见血为度，再用消毒干棉球拭去。孩子双手的 8 指要一一挑刺，血出则用干棉球压之，并帮助孩子捏紧双拳，以压迫止血。若是疳积比较严重的孩子，

刺出的液体可能全是稠质黏液，症状较轻的孩子黏液中可能夹血。隔日或隔 2～3 日针挑 1 次，一般针挑 3～6 次，黏液渐少，直至无黏液，仅见血为止。

【配套食补方】

1. 小米香菇粥

功效：小米能健脾胃，鸡内金可助消化，香菇能健脾胃、助食。

材料：小米 50 克，香菇 50 克，鸡内金 5 克。

做法：用清水将小米淘洗干净，将香菇洗干净后，切成碎末备用，鸡内金洗净。在沙锅内放适量的清水，下入小米、鸡内金，用文火煮成粥。然后取其汤液，同香菇煮至熟烂，分次饮用。

2. 山楂饼

功效：山楂含大量维生素 C 和酸性物质，能够有效地促进胃液分泌，增加胃中酶类，从而助消化。

材料：鲜山楂 300 克，淮山药 300 克，白糖适

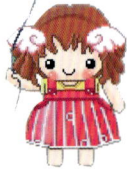

量。

做法：将山楂洗净，去皮、去核。削掉山药的皮，洗净，切块备用。将山楂、山药块、适量白糖一同放入碗内，上笼蒸，蒸熟后压制成小饼，即可食用。

3. 两米粥

功效：大米含丰富的淀粉、蛋白质、脂肪、维生素等物质，其味甘、性平，健脾胃、补中气、养阴生津。小米富含蛋白质及脂肪，可健脾和胃、益肾。

材料：小米 50 克，大米 25 克。

做法：用清水分别将小米、大米淘洗干净。锅中放入适量清水，置于火上，开火下入大米、小米，先用旺火将锅内烧沸，然后改为文火将粥煮至熟烂即成。分次饮用。

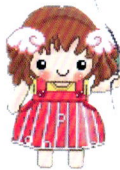

163

儿童感冒——疏通经络,对感冒说再见

感冒是在儿童生长过程中最常见的疾病,俗称"伤风",冬春季较为多见。现代医学认为,感冒分为普通感冒和流行性感冒两种。前者主要是由鼻病毒引起的上呼吸道感染,此类感冒局部症状通常较重,全身症状较轻;后者主要是由流行性感冒病毒引起,通常发病急,全身症状比较重,可有暴发性流行。

中医学认为,感冒的发生与外界气候变化以及儿童正气的强弱有很大关系。由于他们的脏腑比较娇嫩,抗病能力相对成人较差,对外界气候变化不能很好地适应,故易为外邪侵袭而致感冒。根据其临床表现,中医将感冒分为风寒感冒和风热感冒两大类型。常见症状为:恶寒、发热、头痛、鼻塞、流涕、咽痛、咳嗽等。严重者可出现高热,烦躁不安,或嗜睡,甚至出现抽搐等。

一方:

【取位】

膀胱经、风门穴、肺俞穴、印堂穴、攒竹穴、曲池穴、合谷穴、风池穴、风府穴、肩井穴、三关、外劳宫、二扇门、涌泉穴、尺泽穴、外关穴、鱼际穴、肺经、天河水、天突穴、膻中穴、大椎穴

【按摩方法】

1. 孩子俯卧,妈妈在双手手掌大鱼际处蘸少许姜汁,沿着孩子脊柱两侧的膀胱经稍用力向下推摩至腰部,以皮肤发红、发热为限。

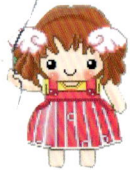

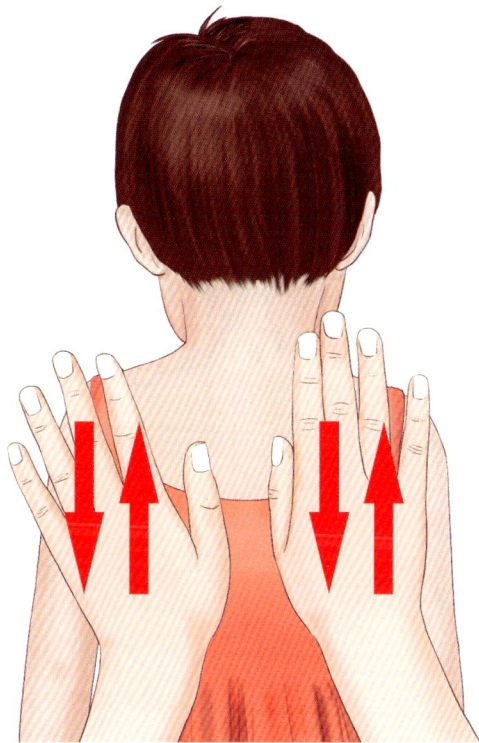

2.用双手拇指在孩子背部风门穴、肺俞穴各按揉1分钟。

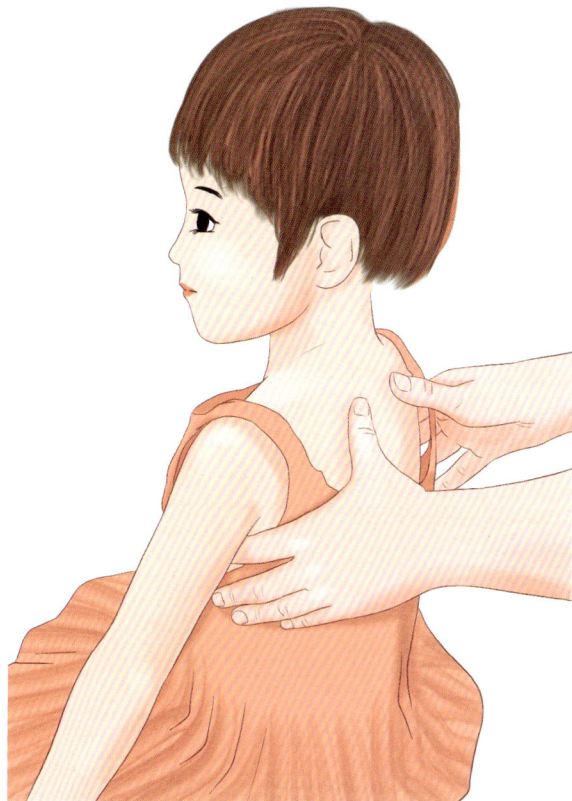

3.孩子仰卧，妈妈用双手拇指推其鼻翼两侧及攒竹穴各30次。

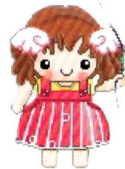

165

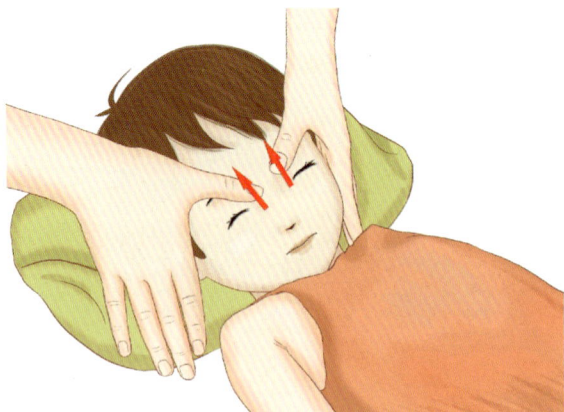

4.用四指扶住孩子头部,并将拇指按在印堂穴处,向上直推至发际 30 次。

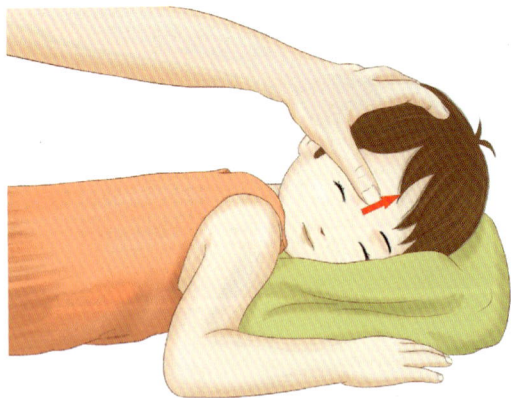

5. 妈妈向孩子额头两侧分推,推到太阳穴后,用拇指按揉。

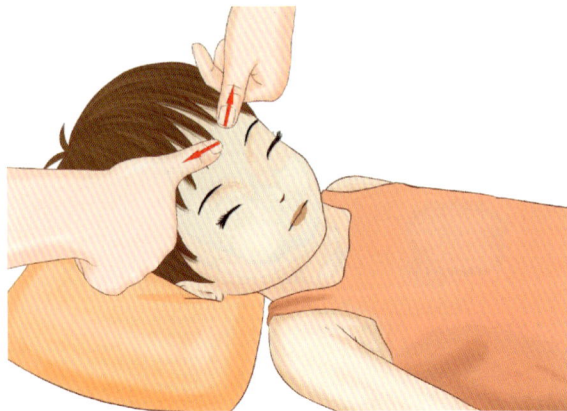

6. 妈妈用拇指点揉孩子曲池、合谷穴各 1～3 分钟。

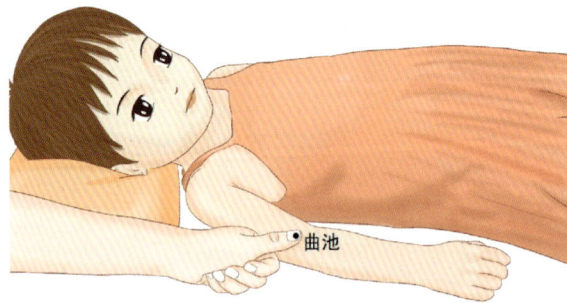

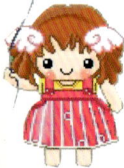

曲池

合谷

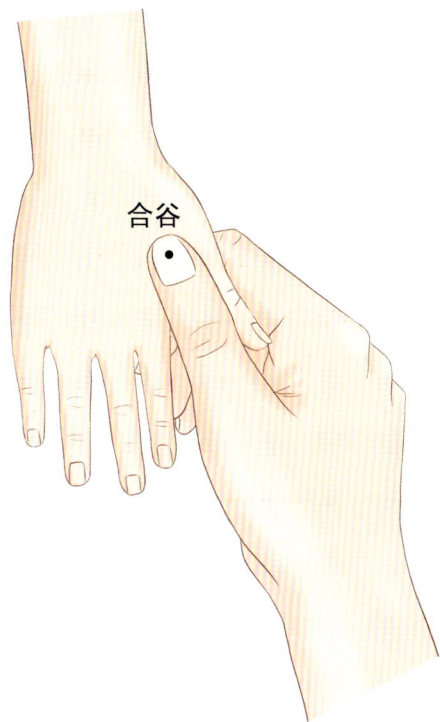

7.将拇指和其余四指相对,拿揉孩子上下肢部肌肉,并用掌心擦每个部位 3~5 次。

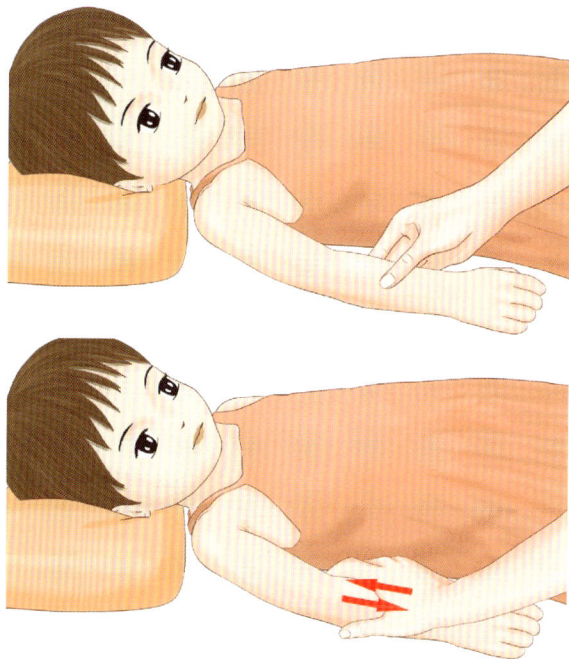

【随证加减】

1.风寒感冒

恶寒重,发热轻,无汗,周身疼痛,鼻塞,吐稀痰,口干,喜热饮,舌苔薄白。

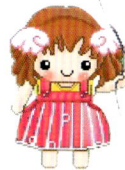

（1）用拇指从孩子的手腕突起处一直推至臂肘500次。

（2）揉外劳宫穴100次。

（3）双手提拿风池穴和肩井穴部位肌肉1～2分钟。

（4）点揉风府穴2分钟。

（5）用掌根稍用力揉背部上方，以局部皮肤发红、发热为限。

（6）用食指和中指揉掐孩子手部的二扇门50次。揉掐时要用力，速度不宜太慢。

2. 风热感冒

发热重，微恶风，头胀痛，有汗，咽喉肿痛，咳嗽，痰黏或痰黄，鼻塞，流黄涕，舌尖、舌边发红，舌苔薄白微黄。

（1）稍用力揉搓孩子足底的涌泉穴，直至双脚发红、发热。

（2）一手扶住孩子手臂，另一手从肩部拿捏至手指末端1～2次，重点在曲池穴、尺泽穴、外关穴、鱼际穴点揉2分钟。

（3）清肺经300次。

（4）将手指蘸冰水，从腕横纹推向肘部横纹（天河水）100次。

（5）稍用力按揉天突穴、膻中穴，按揉大椎穴、风池穴，提拿肩井穴，每个穴位各1～3分钟。

（6）从孩子上背拍打至双肩5遍，从上背部拍打至腰部5遍。最后用手掌横擦骶尾部，以局部皮肤发热、发红为限。

二方：

【取位】

鼻翼两侧、额部、骶尾部、膀胱经、风门穴、肺俞穴、印堂穴、攒竹穴、太阳穴、曲池穴、合谷穴、三关、外劳宫穴、肩井穴、二扇门、肺经、天河水、大椎穴、天突穴、丰隆穴、掌小横纹、膻中穴、心经、涌泉穴、板门穴、中脘穴、足三里穴

【按摩部位】

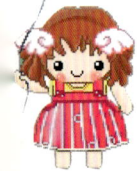

1.妈妈将手掌蘸上少许生姜汁,然后用大鱼际沿孩子脊柱两侧膀胱经推搓背、腰部,以红热为度。

2.妈妈以双手拇指指腹在孩子的风门穴处按揉1分钟。

3.按揉其肺俞穴1分钟。

4.孩子仰卧位,妈妈用双手拇指的指腹推孩子鼻翼两侧各20～30次。

5.推孩子印堂穴,以皮肤微微发红为度。

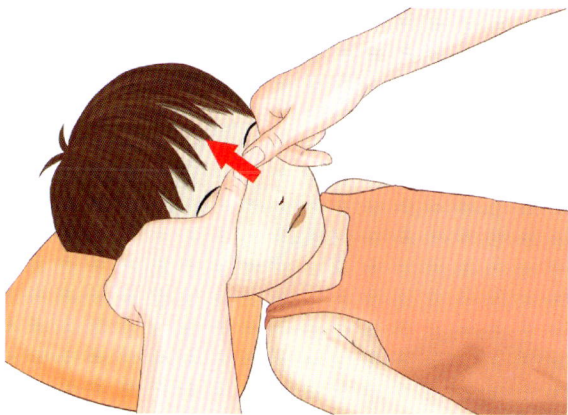

6.推孩子攒竹穴,以皮肤微微发红为度。

7.向左右分抹孩子额部,抹到太阳穴后,用拇指按揉法。以皮肤微微发红为度。

8.妈妈用拇指先点后揉孩子的曲池穴1～3分钟。

9.妈妈用拇指先点后揉孩子的合谷穴1～3分钟。

【随证加减】

1.风寒感冒

恶寒重,发热,无汗,头痛,关节疼痛,鼻塞,流清涕,咳嗽,咳痰清稀,舌质淡,苔薄。

(1)重推三关500次。

(2)揉外劳宫穴100次。

(3)双手提拿肩井穴部位肌肉5～7次。

(4)用食、中指揉二扇门50次,揉时要稍用力,速度宜快。

2.风热感冒

发热重,恶寒,咽痛,口干,有汗,面赤,鼻塞,流黄涕,咳嗽痰黄,舌边尖红,苔薄黄。

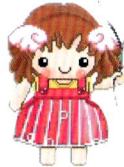

169

(1) 清肺经 300 次。

(2) 清天河水 100 次。

(3) 按揉大椎穴 1～3 分钟。

(4) 以掌横擦骶尾部,以透热为度。

(5) 拿肩井 3～5 次。

3. 咳嗽痰多者

(1) 按揉天突 1 分钟。

(2) 按揉丰隆穴 1 分钟。

(3) 推掌小横纹 100 次。

(4) 分推膻中 100 次。

4. 高热惊厥者

(1) 清肺经 300 次。

(2) 清心经 300 次。

(3) 推涌泉穴 200 次。

(4) 清天河水 500 次。

5. 食欲不振者

(1) 揉板门 100 次。

(2) 摩中脘穴 3 分钟。

170

(2) 按揉足三里穴 1 分钟。

【日常调理】

1. 孩子感冒后,如果体温没有超过 38℃,且血象不高,最好不要使用高档的抗生素药物,除了遵循医嘱服用儿童专用感冒药外,还可对症进行按摩,辅助治疗感冒。

2. 如果孩子同时伴有发热症状,可用毛巾浸透温水,给孩子擦身散热。如果他手脚仍然发凉,在按摩之前,还可连续给他喂食多次生姜红糖水。切记,一定要先喝完红糖水,然后再按摩。

3. 在孩子患病期间,要保持居室空气新鲜湿润,以免空气干燥,刺激鼻黏膜以及咽喉,引起咳嗽。

4. 患病期间,还应当注意孩子的耳朵健康,预防继发细菌感染而引起中耳炎等疾病。

【配套食补方】

白萝卜炖大排

功效:白萝卜含有丰富的营养成分,有"赛人

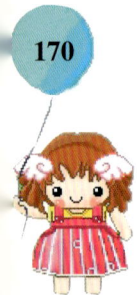

参"之美称，滋补润心、通气活血之功效。

材料：猪排 1000 克，白萝卜 500 克，葱 3 段，姜 3 片，料酒、花椒、胡椒粉、盐适量。

做法：将猪排剁成小块，在沸水锅中焯一下，捞出后用清水冲洗干净，放入另一个装有清开水的锅中，同时放入葱、姜、料酒、花椒、胡椒粉，再用中高火煮 90 分钟，捞出后去骨。将白萝卜去皮洗净，切成条，用开水焯一下，去生味。将脱骨猪排和萝卜一同放入还在熬着的排骨汤中继续煮炖，15 分钟后，待肉烂、萝卜软即成。

儿童湿疹——排除水湿，消毒迅速

湿疹，是一种过敏性、炎症性常见皮肤病。以婴儿多见，可在身体任何部位发生。现代医学认为，本病病因尚不清楚，但过敏性体质、精神受刺激、神经过度紧张的儿童易患湿疹。另外，儿童接触肥皂、冷风等刺激物或者搔抓、浸湿等都会引起湿疹。

中医学认为是由于饮食不节，湿热侵袭等原因导致脾胃失于健运，水湿不能正常排泄，而郁于皮肤腠理之间，诱发本病。临床表现为在全身皮肤出现多发性皮疹，如丘疹、水疱、脓疱等，常对称发病，有阵发性瘙痒，夜间加重，且易于复发。

171

一方：

【取位】

按摩腹部、手部、脊背、腿部，主要按摩肺经、大肠经、曲池穴、足三里穴、百虫窝穴、阳陵泉穴、三阴交穴、环跳穴、血海穴、脾俞穴、胃俞穴、三焦俞穴、膈俞穴、肾俞穴

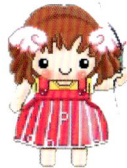

【按摩方法】

1. 妈妈左手握住孩子一只手,掌心向上,用拇指在其无名指面上旋推 300 次(清肺经)。

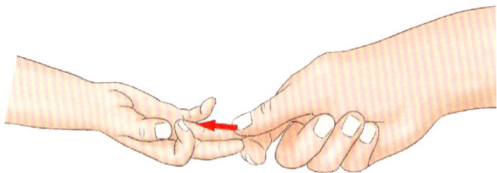

2. 从孩子食指端桡侧指根一直推至虎口 100 次(清大肠经)。

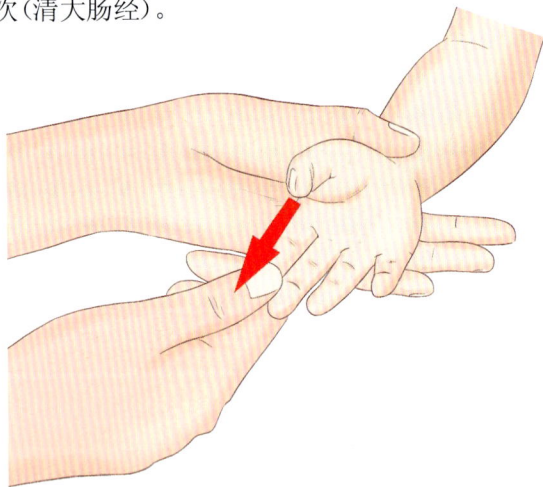

3. 用拇指指腹掐揉曲池穴、环跳穴、阳陵泉穴、足三里穴、血海穴,每穴各按揉 1 分钟。

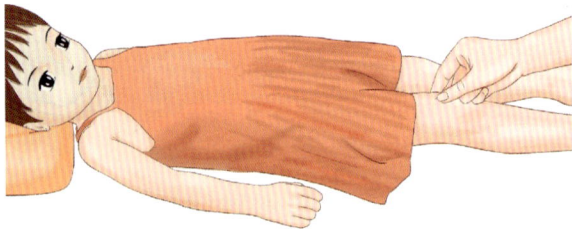

4. 用拇指、食指和中指对称撮拿百虫窝穴 5 次。

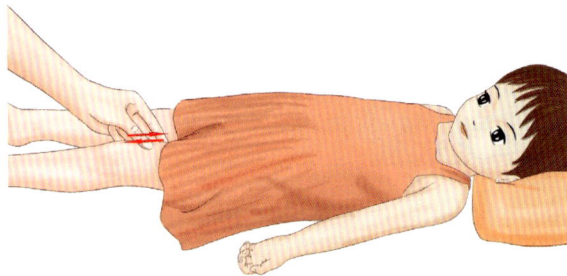

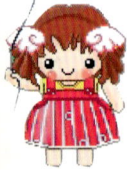

5.孩子俯卧，妈妈用小鱼际从肺俞开始向下，沿脾俞穴、胃俞穴、三焦俞穴、肾俞穴到膈俞穴，往返揉按 5 分钟。

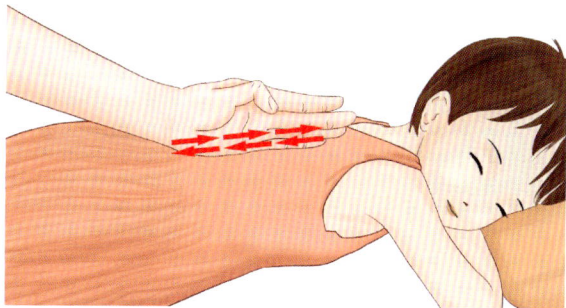

6.用拇指、食指和中指捏拿这些穴位的肌肉 10～20 次。

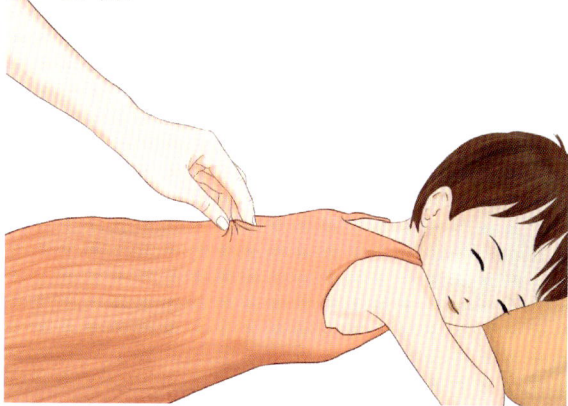

二方：

【取位】

肺经、大肠经、百虫窝穴、曲池穴、足三里穴、肺俞穴、脾俞穴、胃俞穴、三焦俞穴、肾俞穴、八髎穴、小肠经、六腑、阴陵泉穴、三阴交穴、中脘穴、板门穴、内八卦、七节骨

【按摩方法】

1.清肺经 300 次。

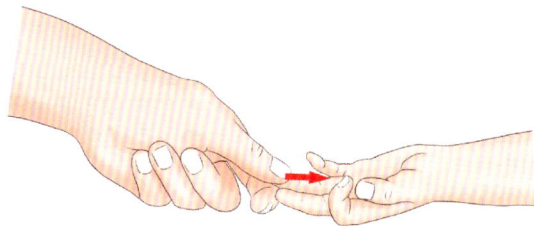

2.清大肠 100 次。

3.妈妈用拇指和食、中二指对称拿捏孩子百虫窝穴 5 次。

4.妈妈按揉孩子曲池穴 1 分钟。

5.妈妈以拇指按揉孩子足三里穴 1 分钟。

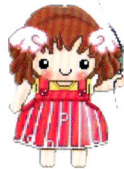

6.孩子俯卧,妈妈用小鱼际揉法,沿孩子脊柱的两侧,从肺俞起向下,沿着脾俞穴、胃俞穴、三焦俞穴、肾俞穴,直到八髎穴,反复按揉约5分钟,经过以上穴位时,以指按揉。

【随症加减】

1.湿热型

全身皮肤散见皮疹,患处灼热瘙痒,伴心烦口渴,精神倦怠,大便不畅,小便短赤,舌质红,苔黄腻。

(1)清小肠 300 次。

(2)退六腑 100 次。

(3)按揉阴陵泉穴 1 分钟。

(4)按揉三阴交穴 1 分钟。

2.伤乳食型

皮肤散见皮疹,局部有痒感,伴见厌食,肚腹胀痛,大便酸臭,或溏或秘,舌苔厚腻。

(1)按揉中脘穴 1 分钟。

(2)按揉板门 200 次。

(3)运内八卦 200 次。

(4)推下七节骨 100 次。

【日常调理】

1.为孩子选择棉质的衣服。棉质的衣服比其他材质要柔软得多,不会引起孩子出现皮肤瘙痒现象。应避免给孩子穿合成材质的衣料,也不要给他们穿紧身衣裤。这些衣物不但粘身体,还可能会导致皮肤发痒。

2.避免温度迅速变化。快速的温度变化极有可能引起湿疹,从温度较高的屋内走向温度较低的室外,或从冷气房进入热水浴都可能引发湿疹。

3.让孩子远离干燥的地方。干燥的空气会使湿疹恶化,尤其是当冬天室内使用暖气、暖风的时候。保持孩子所处环境的空气湿润,是家长首先考虑的事项。所以,在空气干燥的秋冬季节,家长应考虑为孩子购置一台湿气机,最好每个房间都有一个。

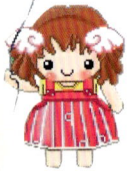

4. 多用水冲洗衣物。洗衣服的时候，多用清水将孩子衣物上的洗衣粉冲干净，以免引发皮肤过敏，从而导致湿疹的发生。

【配套食补方】

绿豆海带粥

功效：绿豆有清热解毒、降压明目、利尿消肿的作用。海带则有通经利尿、化瘀软坚、消痰平喘的作用。绿豆、海带合煮，对小儿湿疹有较好的透发作用。

材料：绿豆60克，海带50克，大米100克。

做法：用清水将海带冲洗干净，切成块。将绿豆、大米洗净备用。锅内加入适量水，放入绿豆、大米、海带熬煮，熟后即成。每日2次，连续5~7天。

儿童咳嗽——宽胸理气，定喘止咳

咳嗽是儿童的机体对侵入气道的病邪所起的保护性反应。是儿童中较为常见的一个症状，此病症一年四季都可能会发病，冬春季节尤为多见。外界气候冷热的变化多为诱发因素。现代医学将其称为支气管炎、支气管扩张等，或以咳为主的肺炎等疾病。

中医认为，本病的发生和发展，与风、寒、暑、湿、燥、火等外邪的侵袭，及肺、脾、肾三脏功能失调有关。一般将咳嗽分为外感咳嗽和内伤咳嗽两大类。小儿以外感咳嗽较多，症状主要以咳嗽为主，伴有发热、鼻塞、胸闷气短、干咳少痰或咳嗽痰多等。

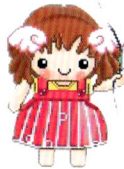

175

一方：

【取位】

大椎穴、肺俞穴、脾俞穴、天突穴、膻中穴、足三里穴、丰隆穴、肺经、六腑、内关穴、外关穴、涌泉穴、商阳穴、少商穴、申脉穴、大敦穴、照海穴、三关、风池穴、合谷穴、太阳穴

【按摩方法】

1.孩子俯卧，妈妈将双手拇指置于其大椎穴，拇指交替从大椎穴推至颈后发际 50 次，再在该穴位揉按 30 次。

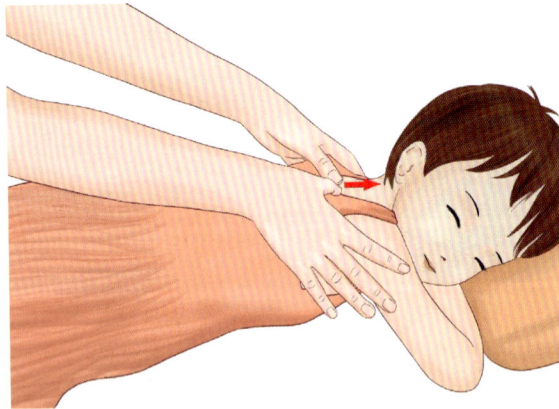

2.将手掌的小鱼际置于孩子背部的肺俞穴和脾俞穴，轻轻揉按 5 分钟，然后向身体两侧分推肩胛骨 100 次。

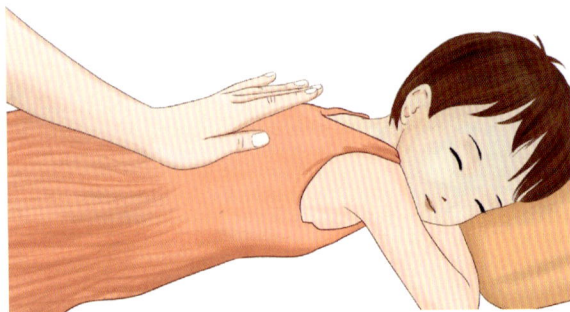

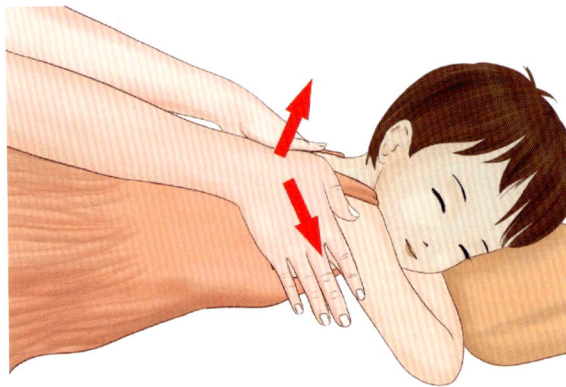

3.孩子仰卧，妈妈用拇指按揉其天突穴，50

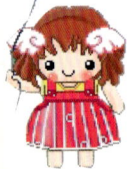

次。

4.将手掌叠放于孩子上腹部，将拇指按在膻中穴，双手稍用力，旋转按摩小腹。同时用拇指点

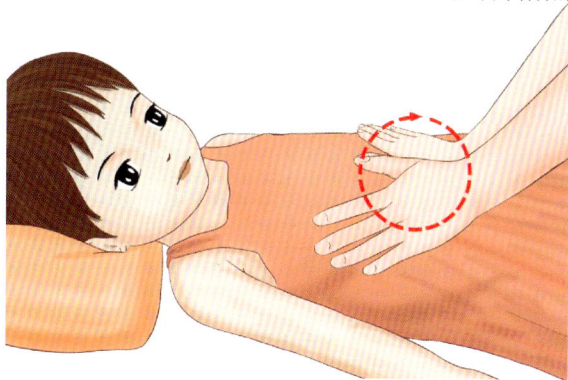

按膻中穴 1 分钟。

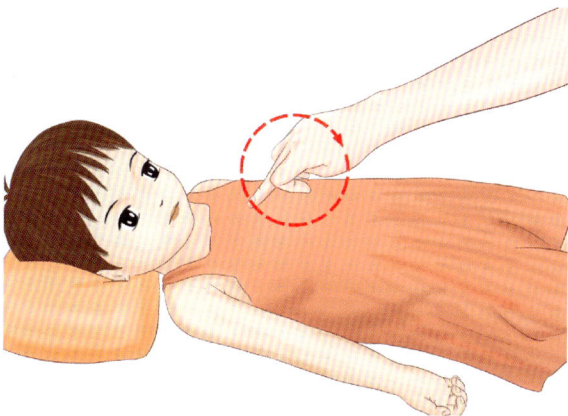

5.将拇指相对，其余四指分开，自孩子的胸骨顺 1～4 肋间向外分推至腋中线 3 分钟。

6.妈妈用拇指的指端按揉并弹拨孩子的足三里穴和丰隆穴 1～3 分钟。

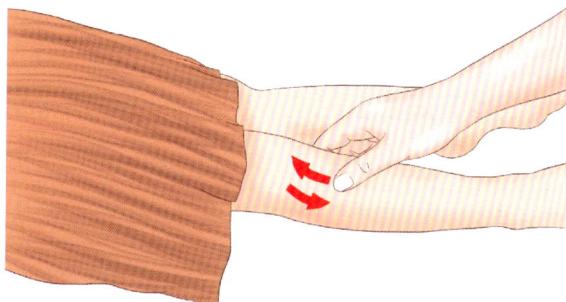

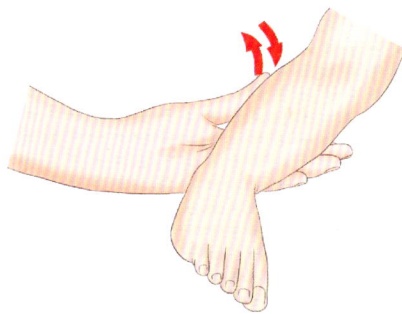

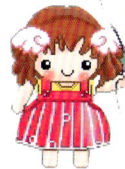

【随证加减】

1.风热咳嗽

痰黄,咯吐不畅,咽喉干痛,有时出现胸痛,或者发热汗出,舌苔薄而黄。

(1)清肺经 300 次。

(2)退六腑 200 次。

(3)用拇指和食指相对,分别均匀用力,按压孩子内关穴、外关穴 5 分钟。

(4)揉掐孩子商阳穴、少商穴各 2 分钟。

(5)揉搓孩子足底涌泉穴,直至脚心发热。

(6)依次点按孩子申脉穴、大敦穴、照海穴,各 1 分钟。

2.风寒咳嗽

喉痒声重,咳嗽频作,痰白稀薄,畏寒兼头痛,流清涕,舌苔薄白。

(1)推三关 300 次。

(2)拿捏孩子合谷穴和风池穴,各 10 次。

(3)点揉太阳穴 1 分钟。

(4)妈妈用虚掌,从孩子胸部两侧从上至下轻敲 10 分钟,重点在膻中穴点揉 1 分钟。

(5)妈妈用手背轻叩孩子背部肺俞穴 200 次。

二方:

【取位】

肩胛骨、四横纹、肺俞穴、天突穴、膻中穴、足三里穴、丰隆穴、三关、风池穴、合谷穴、太阳穴、肺经、六腑、大椎穴、肩井穴、脾经、四横纹、内八卦、掌小横纹、内劳宫穴、涌泉穴、肾俞穴

【按摩方法】

1.孩子俯卧,妈妈用拇指按揉孩子肺俞穴 5 分钟。

2.妈妈向孩子两侧分推肩胛骨 100 次。

3.孩子仰卧,妈妈用拇指点揉其天突穴 50 次。

4.妈妈用中指揉孩子的膻中穴 1 分钟。

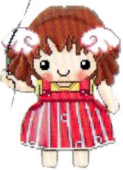

5.妈妈按揉并弹拨孩子的足三里穴1分钟。

6.妈妈按揉并弹拨孩子的丰隆穴1分钟。

【随证加减】

1.外感风寒型

咳嗽,痰稀且色白,鼻塞流涕,咽喉痒,头身痛,身热恶寒,无汗,苔薄白。

(1)推三关300次。

(2)按摩风池穴10次。

(3)按摩合谷穴10次。

(4)推太阳穴30次。

2.外感风热型

咳嗽,痰黄,咯吐不顺,咽痛,胸痛,发热汗出,舌苔薄黄。

(1)清肺经300次。

(2)退六腑300次。

(3)揉大椎穴30次。

(4)妈妈用拇指在孩子肩井穴上做按揉法10次。

(5)妈妈用双手拇指与食、中二指提拿肩井穴5次。

3.痰湿咳嗽型

痰多,屡咳痰不绝,痰白胸闷,恶心,纳呆,舌苔白腻。

(1)补脾经300次。

(2)掐揉四横纹5次。

(3)运内八卦100次。

4.火热咳嗽型

干咳,少痰,痰稠夹杂血丝,胸胀痛,烦躁,口苦,面红目赤,苔薄黄少津。

(1)按揉掌小横纹100次。

(2)揉内劳宫穴50次。

(3)推涌泉穴200次。

(4)揉肾俞穴1分钟。

【日常调理】

1.在孩子咳嗽的时候,家长可以用空掌轻拍其背部。如果拍到某一部位时,孩子咳嗽比较严

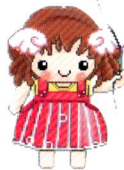

179

重,说明痰液在此部位沉积,应当重点拍打或者按摩此部位。当痰液排出后,咳嗽自然就能够得到改善。

2. 孩子出现咳嗽后,不应当立即服用止咳药,以免痰液滞留在呼吸道,以致无法咳出,造成炎症加重,还会引发其他并发症。

3. 儿童不宜服用成人止咳药,应该选择儿童专用的止咳药。

4. 消炎药会带给孩子很多不利影响。如果不对症下药而一味消炎,不仅对咳嗽无益,还会产生其他毒副作用。

【配套食补方】

猪瘦肉银耳羹

功效:本汤汁味道鲜美,口感宜人。单吃或佐餐均可,每天 2 次。适量食用,有健脾和胃、益气生津之功效。适用于厌食症引起的口渴心烦,以及病后伤津不食等症。

材料:猪瘦肉 400 克,银耳 250 克,百合粉 100 克,清汤 1200 克,葱 3 克,姜 3 克,精盐 2 克,料酒 10 克,植物油适量,碱面、百合粉少许。

做法:用温水将银耳泡好,并洗净泥沙,去掉杂质,再放入开水中浸泡,去蒂及脚,洗干净后拌入少许碱面,再洗净碱味,用清水泡好待用。然后将鲜瘦肉洗净沥干,切成细细的肉丝,放入烧好的开水中氽熟捞起,加入葱段、姜片、料酒拌匀待用。接着,将锅放在火上烧热,下油,将肉丝炒香后,加入清汤、银耳、精盐,烧开后用百合粉勾芡,调好口味,即可食用。

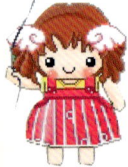

在本书图文创作过程中，下列人员做了大量工作，在此表示特别感谢！

刘子嫣　鹿　萌　韩珊珊　南美玉　于富荣　刘红梅　于国锋　曹烈英
于富强　王春霞　于福莲　王勇强　姚　望　赵　静　陶　峥　万海杰
李秀山　刘　晶　杜敏娟　姚　瑶　刘　蕊　白娟娟　赵震雯

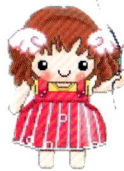